Schlafen – und wie?

Der Weg zu entspannter Nachtruhe

Hans Förstl

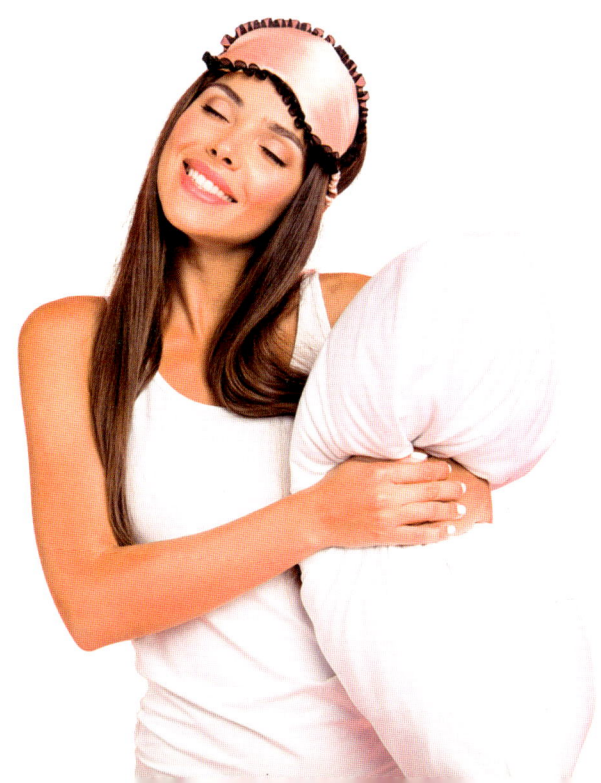

Inhalt

- 5 Vorwort
- 5 | falScher Schlaf
- 7 | Berühmte Schlechtschläfer

- 9 Kapitel I:
  Warum wir schlafen
- 13 | Hirnaktivität und Schlaf
- 15 | Mechanismen und Moleküle
- 17 | Träume und Gedächtnis
- 21 | Waschen und Bügeln

- 21 Kapitel II:
  Warum wir nicht schlafen
- 21 | Wildnis und Zivilisation
- 22 | Kinder und Alte
- 24 | Depression und Demenz
- 26 | Mythen und Missverständnisse

- 31 Kapitel III: Einschlafhilfe durch Arzt und Apotheker
- 31 | Beschwerden und Beratung
- 34 | Untersuchungen und Krankheiten
- 39 | Schlaflosigkeit und Schnarchen
- 42 | Schlaftagebuch und Somnographie

- 45 Kapitel IV:
  Tabletten und Technik
- 46 | Apotheke und Natur
- 50 | Abhängigkeit und Chemie
- 55 | Alternativen und Erwartungen
- 58 | Wasser, Wärme, Luft und Licht

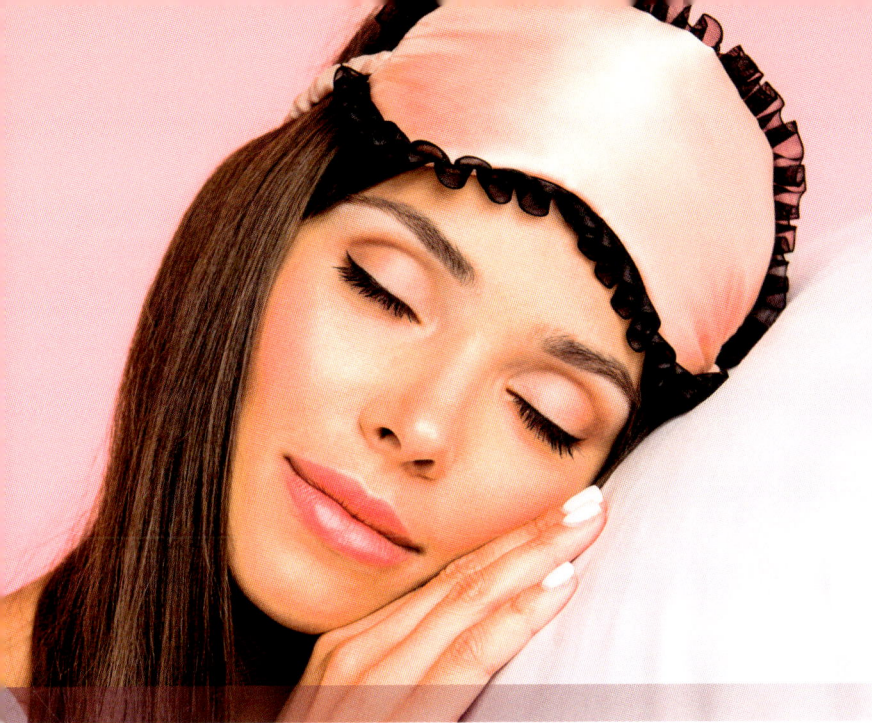

61	**Kapitel V: Tag und Nacht**
61	Hell und Dunkel
64	Hygiene und Rituale
73	Mantra mit Manga
78	Vertikale und Horizontale

81	**Kapitel VI: Ein Machtwort als Nachtwort**
81	Rechts spät einschlafen und früh links erwachen

82   Glossar

96   Stichwortverzeichnis

Der Autor

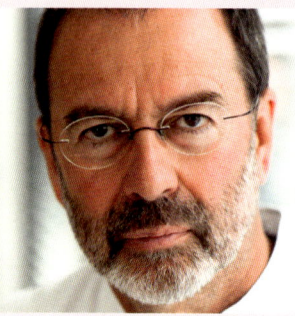

Hans Förstl
Geboren in München, dort Studium der Humanmedizin und anderer Fächer an der Ludwig-Maximilians-Universität. Nach kurzem mikrobiologischem Intermezzo Weiterbildung in Neurologie, Psychiatrie und Psychotherapie in München und Mannheim. Forschungsaufenthalt in London. Danach Professur in Mannheim und Lehrstuhl an der University of Western Australia in Perth. Von 1997 bis 2020 Direktor der Klinik und Poliklinik für Psychiatrie und Psychotherapie der Technischen Universität München.

Alle in diesem Werk enthaltenen Informationen wurden vom Autor und dem Verlag auf das Sorgfältigste recherchiert. Gleichwohl sind Druckfehler und sonstige Falschangaben trotz Überprüfung nicht immer und überall auszuschließen. In solchen Fällen übernehmen weder Verlag noch Autor die Haftung.

Vorwort

falScher Schlaf

Wenn man das Wort „Schlaf" rückwärts spricht, heißt es „falSch". Man kann viel verkehrt machen mit dem Schlaf. Davon handelt dieses Buch. Und davon, wie man vom falSchen Schlafen wieder zum richtigen kommt. Wenn man will.

Im Allgemeinen messen die Menschen dem Tag größere Bedeutung zu als der Nacht, dem Wachen mehr als dem Schlafen. Im Wachzustand sind wir mit allen Sinnen aufnahmebereit und können die Erfahrungen klar abspeichern, wenn sie wichtig genug erscheinen. Im Gegensatz dazu erinnern wir uns meistens nicht daran, was während einer gut durchschlafenen Nacht geschehen ist. Den meisten scheint nur wichtig zu sein, dass sie „gut" schlafen: also möglichst zuverlässig einschlummern, selten aufwachen, lange ihre Ruhe haben und am nächsten Morgen wieder munter aufstehen, sobald der Wecker klingelt, ohne sich an irgendetwas aus der perfekt durchpennten Nacht zu erinnern. Damit unterschätzen sie den Schlaf in mehrfacher Hinsicht.

Erst wenn der Schlaf gestört ist und die Kondition am Tag nicht mehr stimmt, wenn man anfängt, sich schon vorher über die bevorstehende Nacht zu ärgern, oder Angst davor entwickelt, dann wird der Schlaf auf einmal wichtig. Und wenn der Schlaf erst zum Thema geworden ist, verschärft sich das Problem oft noch durch den falschen Umgang damit. Leider lassen sich ernsthafte Schlafstörungen meist nicht durch Tabletten allein bewältigen. Es ist schon seltsam, dass die sogenannten „Schlaftabletten" den richtigen Schlaf sogar verhindern und bei wiederholtem oder längerem Gebrauch das Risiko für Stürze und eine Verminderung der geistigen Leistungsfähigkeit erhöhen. Davor warnt dieses Buch. Und ansonsten erwähne ich der Vollständigkeit halber noch einige andere Schlafstörungen. Aber nur kurz.

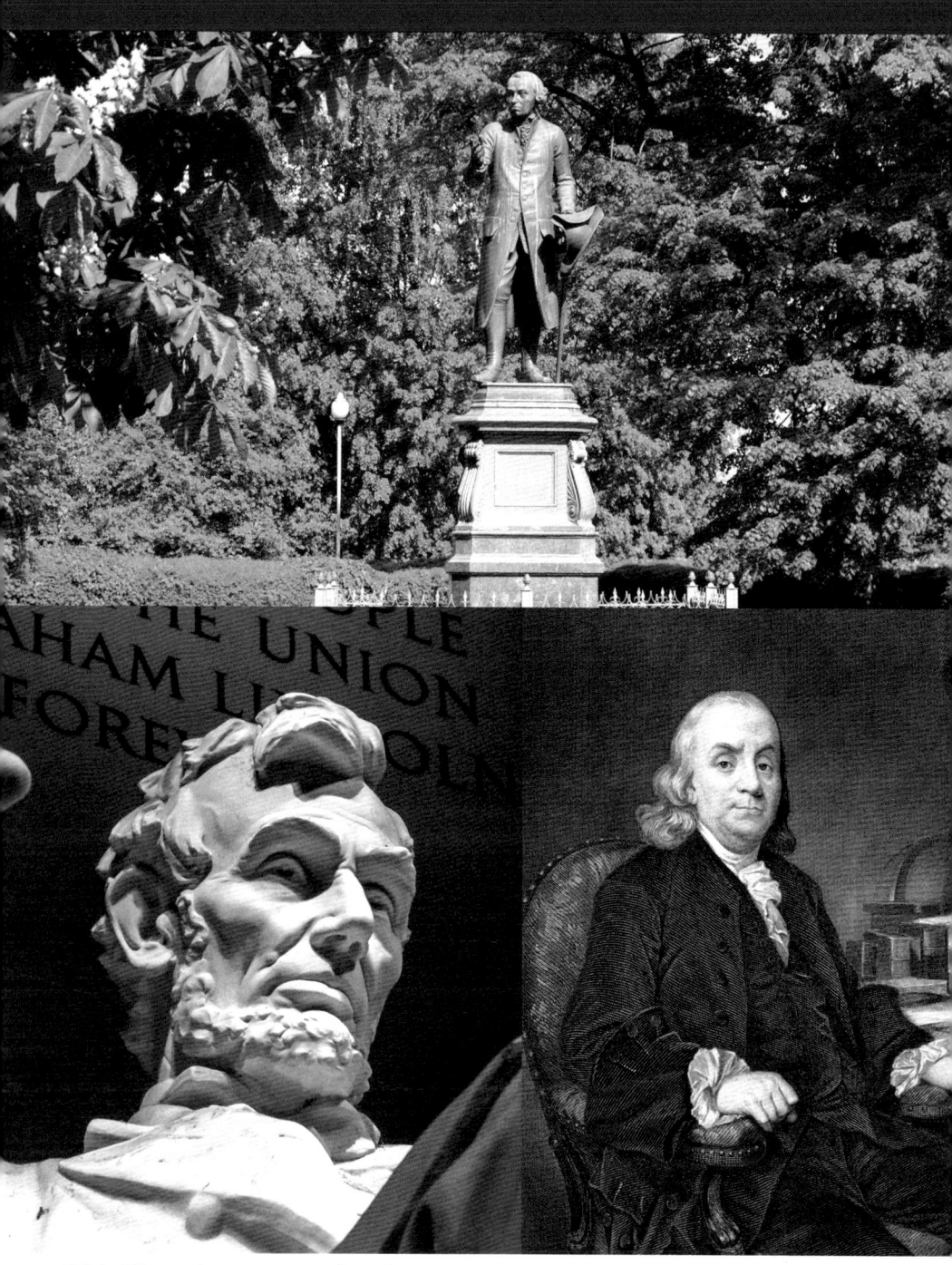

Müde Männer: Immanuel Kant (oben), Benjamin Franklin (unten rechts) und Abraham Lincoln (unten links) waren allesamt brillante Köpfe, die mit dem Schlaf aber ihre Probleme hatten.

Berühmte Schlechtschläfer

Benjamin Franklin (1706 bis 1790), der den Blitzableiter und viele andere nützliche Dinge erfand, schlief so schlecht, dass er von einem Bett zum anderen wanderte. Vermutlich hatte er erkannt, dass ein kühles und frisch durchgelüftetes Bett das Einschlafen erleichtert.

Ehe der große Aufklärer *Immanuel Kant* (1724 bis 1804) in hohem Alter eine seltsame Demenz mit erheblichen Schlafstörungen entwickelte, hatte er wichtige Einsichten zum Schlaf gewonnen: „Es gehört unter die krankhaften Gefühle zu der bestimmten und gewohnten Zeit nicht zu schlafen, oder auch sich nicht wach halten zu können; vornehmlich aber das erstere; in dieser Absicht sich zu Bette zu legen und doch schlaflos zu liegen. – Sich alle Gedanken aus dem Kopf zu schlagen ist zwar der gewöhnliche Rat, den der Arzt gibt; aber sie, oder andere an ihrer Stelle, kommen wieder und halten wach."

Die Autoren *Alexandre Dumas* (1802 bis 1870) und *Charles Dickens* (1812 bis 1870) sowie der amerikanische Präsident *Abraham Lincoln* (1809 bis 1865) waren so eingefleischte Schlechtschläfer, dass sie regelmäßig ausgedehnte nächtliche Spaziergänge unternahmen. Der von 1909 bis 1913 amtierende, stark übergewichtige amerikanische Präsident *William Howard Taft* (1857 bis 1930) blieb deutlich hinter den Erwartungen zurück, die in ihn gesetzt worden waren, und fiel durch ausgeprägte Tagesmüdigkeit auf. Wie *Boris Jeltsin* (1931 bis 2007), der erste Präsident Russlands, litt er unter der nächtlichen Luftnot bei erheblichen Atempausen (Schlaf-Apnoe-Syndrom, SAS).

Der Literat *Marcel Proust* (1871 bis 1922) fand „ein geringes Maß an Schlaflosigkeit ist nicht ohne Nutzen dafür, den Schlaf richtig schätzen zu lernen und außerdem sein Dunkel ein wenig aufzuhellen." Sein ganzes Werk entstand aufgrund einer selbst gewählten Umkehr des Tag-Nacht-Rhythmus in der Nacht. Markenzeichen des rumänisch-französischen Philosophen *Emil M. Cioran* (1911 bis 1995) war die vollkommene, heldenhafte Schlaflosigkeit.

Dieses Buch wendet sich aber an Leser, die lieber gut schlafen und sich nicht als tragische Helden durchwachter Nächte stilisieren wollen.

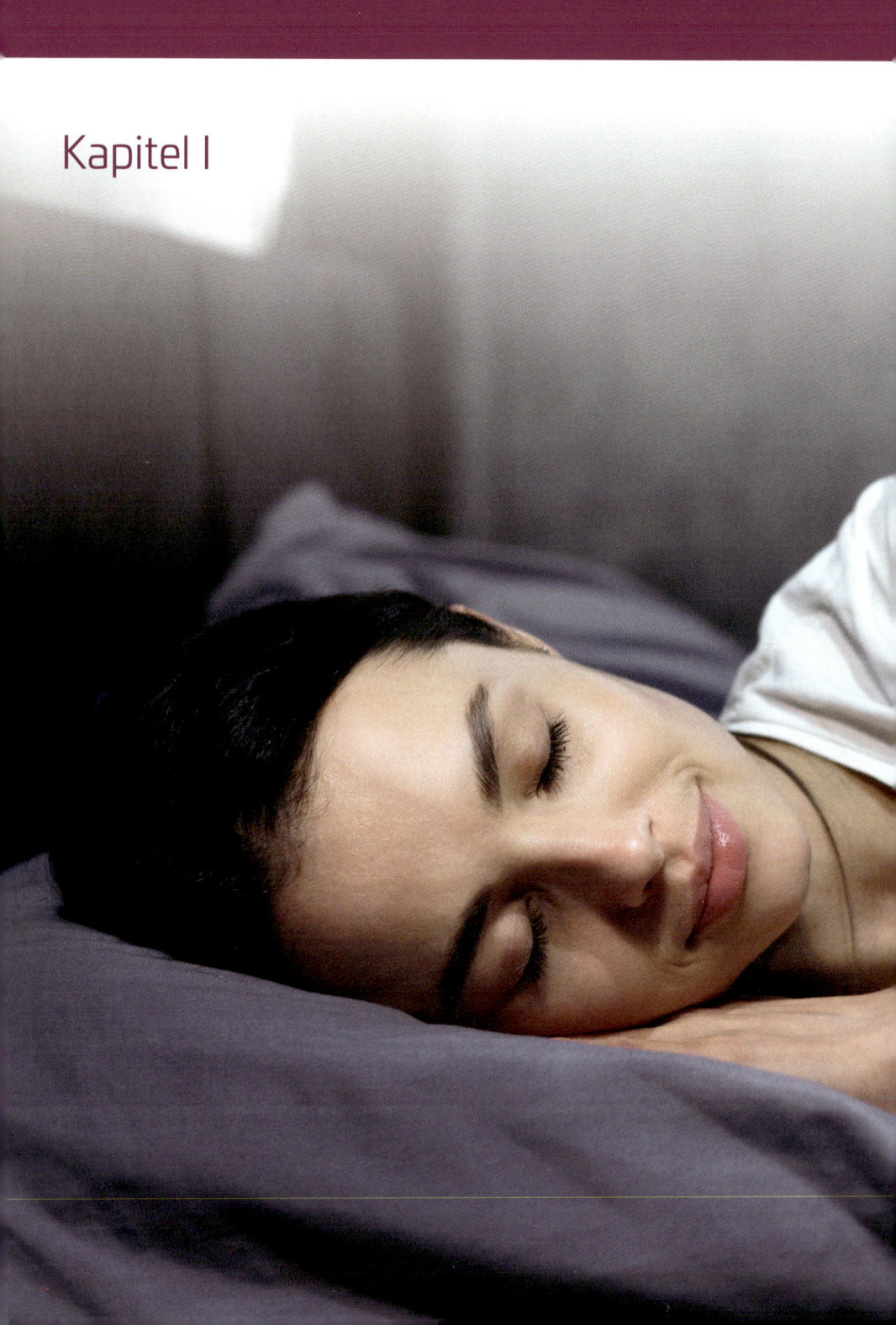

Kapitel I

Warum wir schlafen

Viele Seiten weiter werde ich noch das kurz schlafende Okapi nennen und den nachts senkrecht im Wasser stehenden Pottwal, auch einen ausgesprochenen Kurzschläfer. In den folgenden Ausführungen zeigt sich, dass Längerschläfer wie erwachsene Menschen mit durchschnittlich sechs bis sieben Stunden keine Faulpelze sind. Der Mensch und vor allem sein Gehirn gehen in der Nacht sehr energisch ganz anderen Aufgaben nach als am Tag. Davon ist genug bekannt, um zu wissen, dass diese nächtlichen Funktionsweisen des Organismus höchst kompliziert reguliert werden. Im Fall einer Störung empfiehlt es sich also, möglichst behutsam und „natürlich" vorzugehen, um diese Regulationsmechanismen nicht vollends durcheinander zu bringen.

Hirnaktivität und Schlaf

Schlaf ist nicht Betäubung oder Bewusstlosigkeit mit einer Ruhigstellung des Gehirns. Wenn wir im Bett liegen und schlafen, ist das Gehirn ausgesprochen aktiv, verbraucht fast so viel Energie wie am Tage und wechselt zwischen verschiedenen Funktionszuständen. Dieser genau regulierte, wiederholte Wechsel zwischen Tiefschlaf und dem sogenannten REM-Schlaf im Laufe der Nacht wird als Schlafarchitektur bezeichnet. Während der REM-Phasen bewegt der Schläfer die Augen (REM = Rapid Eye Movements) und sonst möglichst nichts. Und er träumt.

Man kann anhand der Hirnstromkurve (Elektroenzephalogramm = EEG) abschätzen, in welchem Zustand sich das Gehirn gerade befindet (siehe Abb. 2). Am Tag zeigt die elektrische Spannung, die man an der Schädeloberfläche ableiten kann, meist kleine schnelle, unruhige Signale. Bei Ermüdung werden die Signale etwas regelmäßiger, und langsamer. Beim Einschlafen und Eintauchen in den Tiefschlaf zeigen sich dann unregelmäßige, langsame und höhere Wellen. Wenn der Schläfer nicht gestört wird, taucht er nach etwa eineinhalb Stunden in den REM-Schlaf auf (siehe Abb. 1).

Schlafphasen in einer Nacht

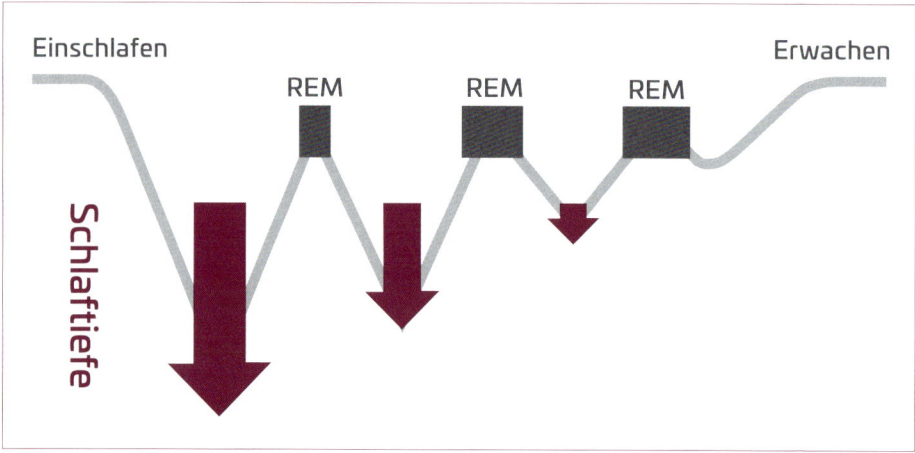

Abb. 1: Während einer guten Nacht durchläuft jeder die Tief- und REM-Schlafstadien etwa drei- bis viermal. In der ersten Hälfte des Nachtschlafes sind die Tiefschlafphasen, in der zweiten Hälfte die REM-Phasen stärker ausgeprägt.

Hirnaktivität in verschiedenen Schlafphasen

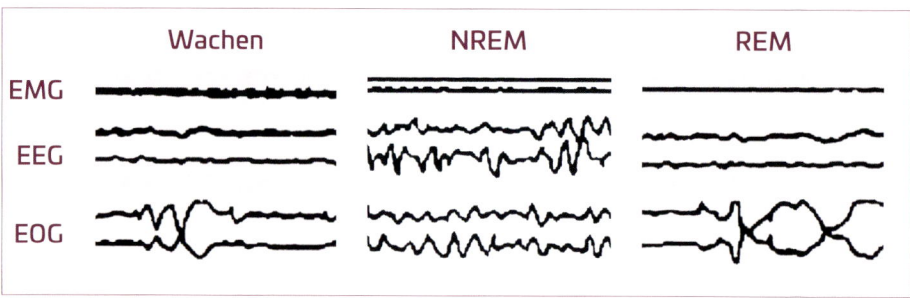

Abb. 2: Vergleich von EEG = Elektroenzephalogramm, das Hirnstrom misst, EOG = Elektrookulogramm, das Augenbewegungen zeigt, und EMG = Elektromyogramm, das die Muskelanspannung darstellt, in verschiedenen Wach- und Schlafphasen. Im Wachen ist die Hirnstromkurve flach, schnell und unregelmäßig. Im Tiefschlaf (NREM) ist die Kurve langsam, unregelmäßig und höher. Im REM-Schlaf ähnelt das unregelmäßige, schnelle und niedrig gespannte EEG dem Wachzustand.

Im Tiefschlaf lassen sich die Menschen nur schwer aufwecken, während der REM-Schlaf näher am Wachzustand ist. Weckt man jemanden aus dem REM-Schlaf, so kann er manchmal von Träumen erzählen, die er gerade erlebt hat. In dieser „Traumphase" werden die Augen flink hin und her bewegt. Andere Körperbewegungen sind während der Nacht ausgeschaltet, die Kupplung ist getreten. Eine Ausnahme bildet die REM-Schlafstörung (siehe Glossar).

Natürlich stellt der gesamte Körper seinen Betrieb in der Nacht nicht ein, sondern um. Nicht alle Veränderungen seines Arbeitsmodus sind von außen erkennbar. Innere Uhren befinden sich an vielen Stellen des Körpers bis in die einzelnen Zellen. Sie werden in gesunden Tagen aus dem Zentralnervensystem kopfgesteuert, synchronisiert und koordiniert. Reize wie soziale Kontakte, Bewegung, Nahrungsaufnahme und vor allem das Licht sind die wichtigen Taktgeber. Sie halten Leib und Seele zusammen und stellen den tageszeitlich angepassten Kontakt zur Außenwelt her. Von zentraler Bedeutung sind die Signale, die von der Netzhaut zu einem bestimmten Bereich im Gehirn gelangen, dem Nucleus suprachiasmaticus. Dieser Kern aus vielen Nervenzellen gilt als der Haupt-Taktgeber für den Körper. Er leitet die Nachrichten über Tag und Nacht an die Hirnanhangsdrüse, die Zirbeldrüse und in andere Regionen weiter.

Die Menge des Hormons Melatonin steigt nachts an, während die Freisetzung von Thyroxin, Cortison, Adrenalin und Insulin, die uns für den alltäglichen Stress wappnen, abnimmt (siehe Abb. 3). Das Gehirn und der Rest des Körpers schenken ihre Aufmerksamkeit weniger den Äußerlichkeiten, sondern widmen sich der Hausarbeit. Richtig schlafen – nicht lang – macht nebenbei schlank.

Hormonelle und andere körperliche Veränderungen

	Steuert z. B.	Wachen	Schlaf
Zirbeldrüse	Melatonin	–	+
Hirnanhangsdrüse	Wachstumshormon	+	–
	Schilddrüse (Thyroxin)	+	–
	Nebennierenrinde (Cortison)	+	–
vegetatives Nervensystem	Nebennierenmark (Adrenalin)	+	–
	Herzleistung	+	–
	Körpertemperatur	+	–
	Bauchspeicheldrüse (Insulin)	+	–
	Fettstoffwechsel (Leptin)	–	+
	Gezielte Entzündungsreaktion	–	+

(+ mehr; - weniger)

Tagesverlauf über 24 Stunden

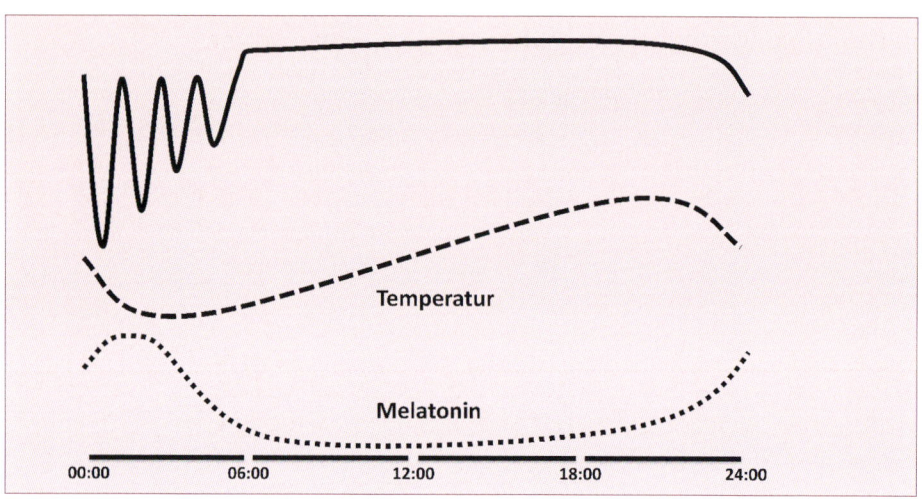

Abb. 3: Die Schlaf- und Wachphasen (oben) sowie Melatoninspiegel und Körpertemperatur über 24 Stunden.

Soziale Kontakte gehören zu den Anhaltspunkten, die die innere Uhr stellen.

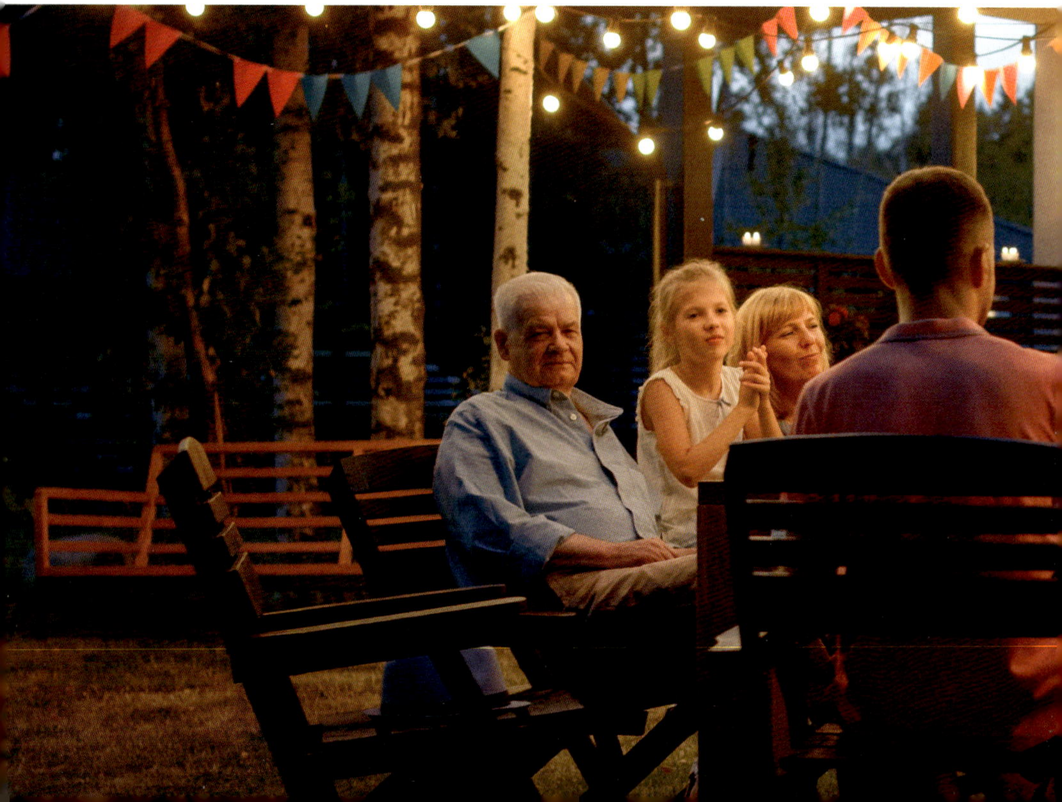

Mechanismen und Moleküle

Wir sind wie viele andere Lebewesen an das Leben auf der Erdoberfläche angepasst. Daher hat unser Organismus den auf 24 Stunden angelegten Tag-Nacht-Rhythmus, den „zirkadianen" Rhythmus, weitgehend verinnerlicht. Darum kümmern sich viele Gene mit teilweise seltsamen Namen, z.B. Bmal, Period, Crytochrom und CLOCK (Circadian Locomotor Output Cycles Kaput). Um Abweichungen zwischen den einzelnen Organen und zwischen Mensch und Umwelt zu verhindern, muss der eigene innere Rhythmus aber immer wieder mit den Umgebungsbedingungen abgestimmt werden. Dies geschieht über eine Reihe von inneren und äußeren Zeitgebern. Dazu zählen z.B. die Ermüdung am Abend und, wie erwähnt, das Licht oder soziale Kontakte. Nimmt man diese Außenreize weg, so läuft die innere Uhr bei den meisten Menschen etwas langsamer.

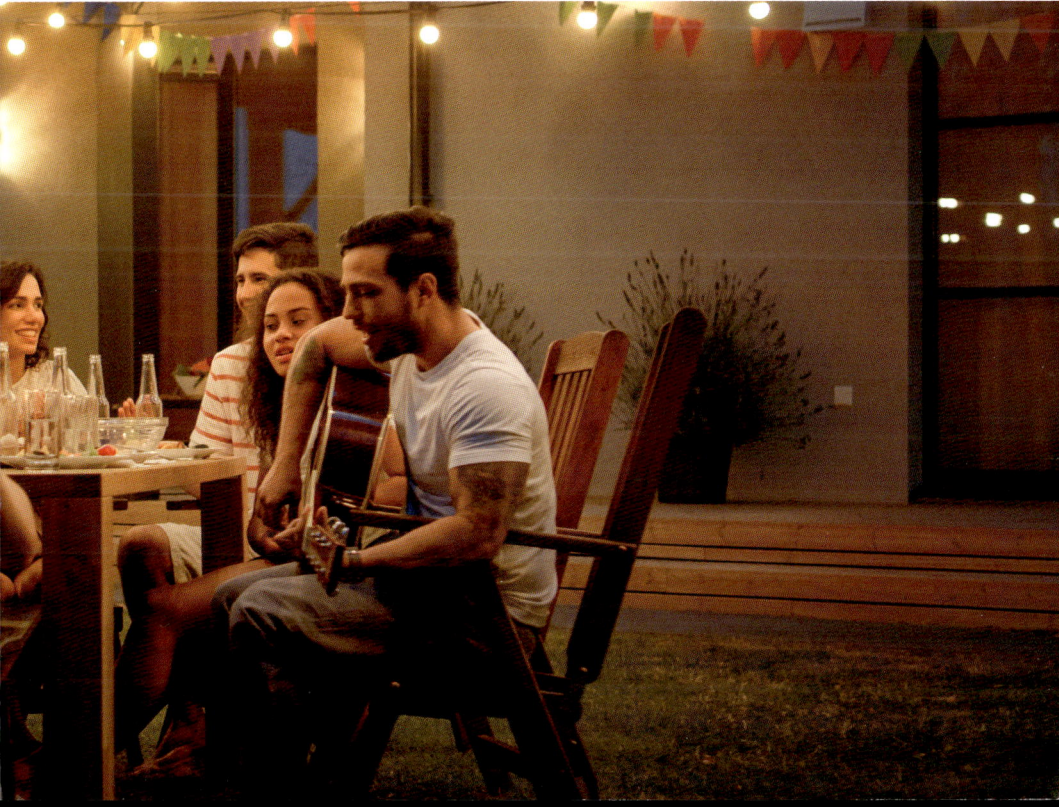

Tagsüber treiben uns die Botenstoffe unseres Gehirns zu Wachheit (z.B. Acetylcholin), Anstrengung (z.B. Noradrenalin), Interesse (z.B. Dopamin) und Nahrungsaufnahme (z.B. Orexin). Zur Nacht vermitteln sie Ausgeglichenheit (z.B. Serotonin), Entspannung (z.B. GABA) und Müdigkeit (z.B. Melatonin). Für Melatonin stehen im Gehirn zwei Andockstationen, sogenannte Rezeptoren, zur Verfügung: Die MT1 Rezeptoren regulieren vor allem den Tiefschlaf, die MT2-Rezeptoren den REM-Schlaf. Die Botenstoffe werden in kleinen, umschriebenen Nervenzellgruppen des oberen Hirnstamms hergestellt und über weite Hirnareale freigesetzt. Sie steuern damit den Funktionszustand des gesamten Großhirns.

Schlafphasen und Botenstoffe

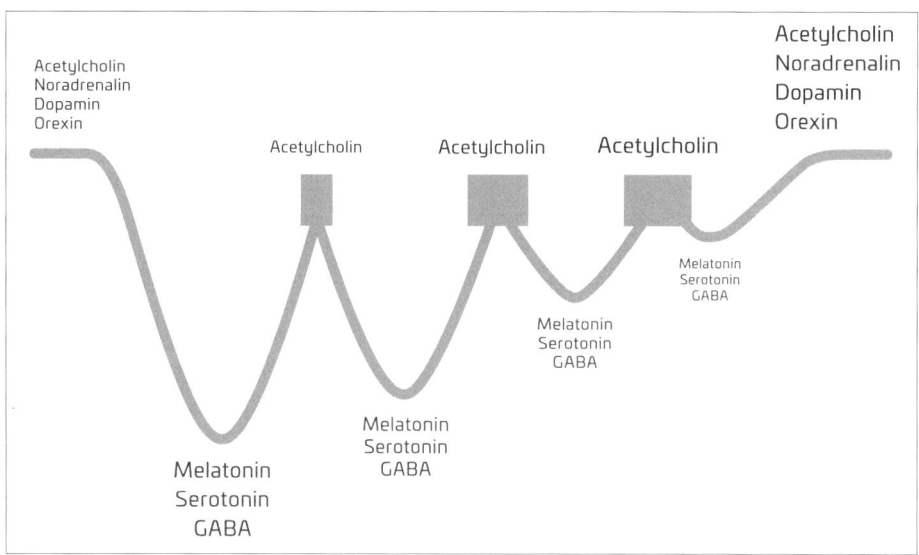

Abb. 4: Beim Einschlafen nimmt die Konzentration der Wachhalter cAMP, Orexin, Dopamin, Noradrenalin und Acetylcholin ab und in der Tiefschlafphase überwiegen Melatonin, Serotonin und GABA. In der Phase schneller Augenbewegungen (REM) ist die Acetylcholinaktivität wieder erhöht, um danach erneut abzusinken. Dieser Vorgang wiederholt sich mehrfach pro Nacht, bis am Morgen die aktivierenden Botenstoffe wieder die Oberhand gewinnen.

Träume und Gedächtnis

Es gibt Hinweise darauf, dass Frauen etwas mehr träumen als Männer, musische Menschen eher etwas mehr als die technisch veranlagten. In Kulturen, die den Menschen halbwegs sichere Lebensbedingungen boten, hatte man vor der Entwicklung der Massenmedien manchmal nichts Besseres zu tun, als früh zu Bett zu gehen und morgens länger zu schlafen. Wer länger schläft, hat auch bessere Chancen, sich an die Träume aus frühmorgendlichen REM-Phasen zu erinnern. Und diese erinnerlichen Träume sind mitunter bemerkenswert anders, nicht ganz real, eher surreal, wie seltsame, gleichzeitig bedeutungsschwangere Botschaften aus einer anderen Sphäre, von Göttern oder aus dem Unbewussten. So wurden sie zumindest seit der Antike von dem griechischen Traumdeuter Artemidor bis zum Psychoanalytiker Sigmund Freud in der Neuzeit aufgefasst. Ein großer Teil dieser phantasievollen Traumkunden ist blanker Unfug – aber hin und wieder ist dann doch etwas dahinter und daran.

Ungewöhnliche Reisen, eigentümliche Fluggeräte: Im Traum funktionieren sie tadellos.

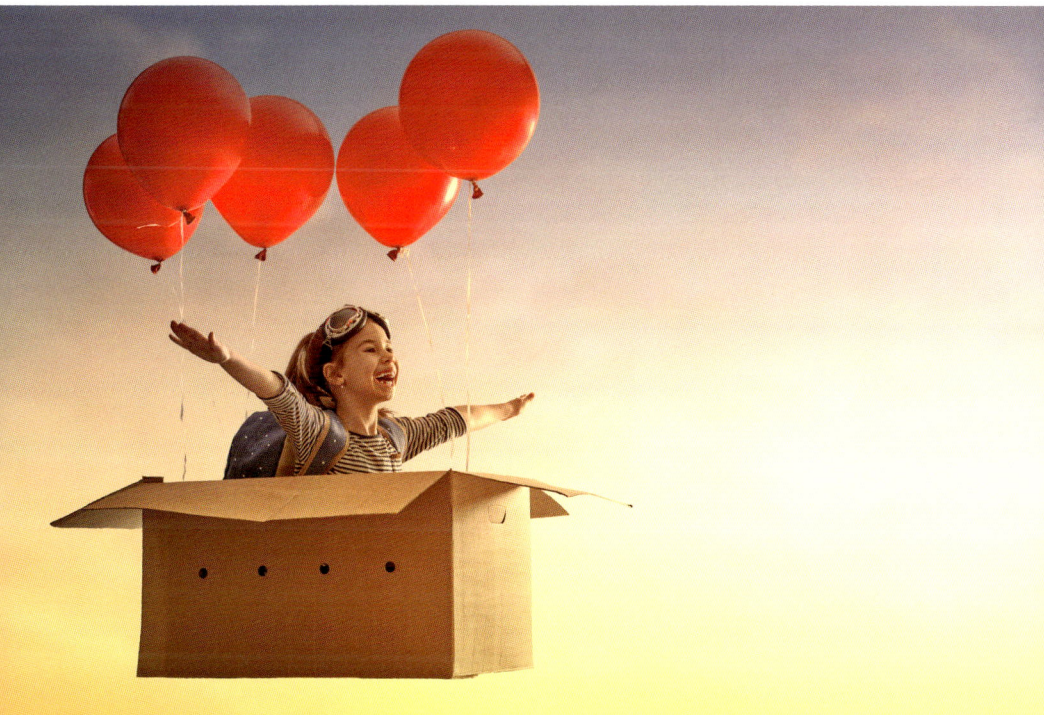

Fallbericht: Im 1525 Jor nach dem pfinxstag zwischen dem Mitwoch und pfintzdag in der nacht im schlaff hab ich dis gesicht gesehen wy fill großer wassern vom himmell fillen Und das erst traff das erthrich ungefehr 4 meill fan mir mit einer solchen grausamkeitt mit einem ubergroßem raüschn und zersprützn und ertrenckett das gantz lant In solchem erschrack ich so gar schwerlich das ich doran erwachett e dan dy andern wasser fiIn Und dy wasser dy do filn dy warn fast gros und der fill ettliche weit etliche neher und sy kamen so hoch herab das sy im gedancken gleich langsam filn. aber do das erst wasser das das ertrich traff schie herbey kam do fill es mit einer solchen geschwindigkeit wynt und braußen das und ich also erschrack do ich erwacht das mir all mein leichnam zittrete und lang nit recht zu mir selbs kam Aber do ich am morgen auff stund molet ich hy oben wy ichs gesehen het. Got wende alle ding zum besten.

Albrecht Dürer, Traumgesicht

Nicht alle Aufgaben des Schlafes sind erkannt und nicht alle Regulationsmechanismen durchschaut. Klar ist jedoch, dass ein Mensch, der nicht richtig schlafen kann, an Wohlbefinden und Leistungsfähigkeit einbüßt. Es gibt viele Hinweise darauf, dass die Eindrücke des Tages nachts intensiv weiter verarbeitet werden müssen. Im Wechsel von Non-REM und REM-Schlaf wogen Informationen zwischen Hirnstamm und Hirnrinde hin und her, um dann wieder systematisch überprüft und gefiltert zu werden. Schwingen Informationen mehrfach in den gleichen Netzwerken, festigen sich Gedächtnisinhalte. Beim Gedächtnis ist zwischen den mehr theoretischen, wortgebundenen Anteilen (explizites Gedächtnis) und den eher praktischen, motorischen Anteilen zu unterscheiden (implizites Gedächtnis). Lernen wir am Vorabend Wortlisten oder manuelle Fertigkeiten wie Jonglieren, so beherrschen wir das Gelernte am nächsten Morgen nach einer ungestörten Nacht noch besser. Weckt man Patienten immer wieder aus dem Tiefschlaf, so sind sie am nächsten Tag schlechter imstande, die Wortlisten wiederzugeben. Stört man den REM-Schlaf, so haben sie die eben erlernten manuellen Fertigkeiten eingebüßt.

Waschen und Bügeln

1. Waschen: Seit einigen wenigen Jahren erst ist bekannt, dass das Gehirn im Tiefschlaf den Waschgang einschaltet. Während im Wachen die Nervenzellen voll aufgepumpt ihre Arbeit verrichten, geben sie in der Nacht einen Teil ihres Volumens ab, wodurch zwischen den Zellen Räume entstehen die von Flüssigkeit durchspült werden. Im Prinzip handelt es sich dabei um „Nervenwasser" (Liquor cerebrospinalis), das in den Hirnkammern produziert wird und das Gehirn zwischen Hirnoberfläche und Schädelknochen wie ein Wasserkissen abpuffert.

Dieses Nervenwasser wird von der Oberfläche des Gehirns förmlich angesaugt und entlang der kleinen Hirngefäße, der Arteriolen, mit deren pulsierenden Bewegungen in das Hirngewebe hineingepumpt. Am Tag ist diese Flüssigkeitsbewegung begrenzt, da die Wasserporen (Aquaporine) entlang der Gefäße recht dicht sind. Im Tiefschlaf öffnen sich die Poren und das Wasser strömt zuerst in die Stützzellen (Glia-Zellen) und wird von dort in die Zellzwischenräume abgegeben.

Auf dem Weg von Arteriole zu kleiner Vene wird alles, was im Wege liegt, mitgenommen und ausgespült. Dazu gehören auch jene Eiweiße, die letztlich zur Alzheimer Krankheit beitragen (beta-Amyloid).

Fast wie beim Reinigen und Glätten von Wäsche säubert sich das Gehirn allnächtlich und bringt Ordnung in die Gedanken.

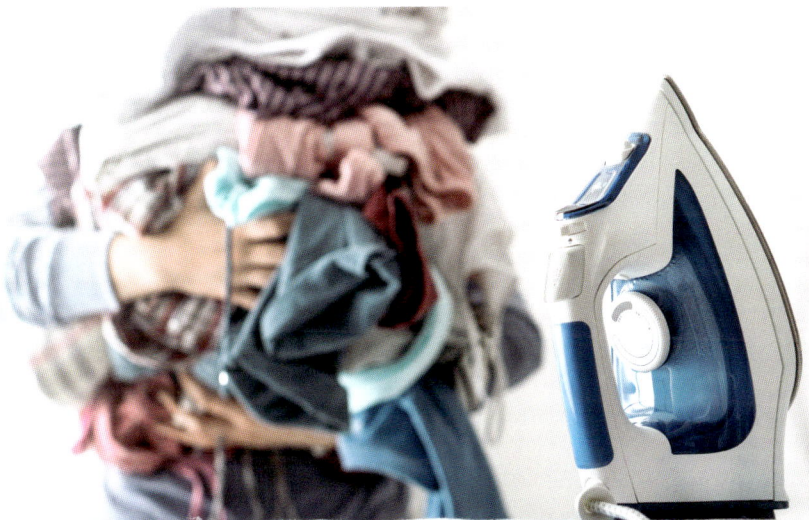

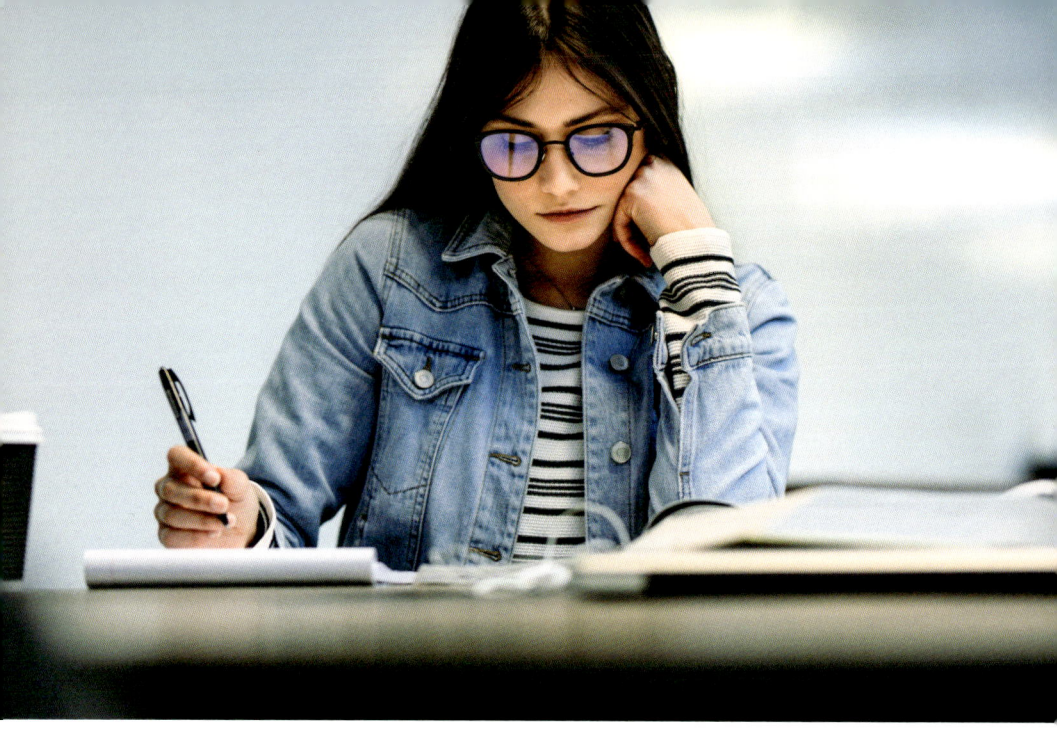

Nach gutem Nachtschlaf erinnern sich Schüler besser an das gestern Gelernte.

Diese neuen Erkenntnisse über das „glymphatische" Entgiftungssystem (gliales Lymph-System) besitzen nicht nur Bedeutung für die Schlafforschung, sondern auch für Migräne, Schlaganfälle, Schädel-Hirnverletzungen, Alzheimer Demenz und vieles andere.

Besonders wichtig ist die Erkenntnis, dass das glymphatische Entgiftungssystem nur bei erhaltener Schlafarchitektur funktioniert. Bei Nagetieren hat sich dieser Spülvorgang als besonders effektiv erwiesen, wenn sie auf der Seite liegen. Werden Tiefschlaf und REM-Schlaf aber durch Schlafmittel verhindert, kann das Gehirn nachts nicht entgiftet werden.

2. Bügeln: Zum einen erlaubt gesunder Schlaf die chemische Reinigung des Gehirns von störenden Stoffen. Zum anderen erlaubt der richtige Schlaf, neue Eindrücke psychologisch zu verarbeiten. Während das Gehirn am Tag wenig Gelegenheit zum kreativen Arrangement neuer Ideen und Emotionen hat, erlaubt der Schlaf ein Ausschütten und Aufschütteln, erneutes Setzenlassen und

Aufwirbeln, Abkühlen und Aufkochen von alten und neuen Inhalten. Das Ergebnis davon sind vertiefte Querverbindungen und neue Einsichten. Die Ideen und Gefühle werden bei Mensch und Huhn (ähnlich sogar bei der Honigbiene) zwischen tieferen und höheren, älteren und neueren Hirnarealen, limbischem System und Hirnrinde wiederholt hin und her sortiert.

Träumende Nagetiere durchlaufen im Geiste komplizierte Korridore und finden nach ungestörtem Schlaf am nächsten Morgen umso schneller zu ihren Futterstellen. Am Tag und in der Nacht beteiligen sich die gleichen Nervenzellgruppen daran, sich sowohl in der virtuellen Traumwelt als auch im echten Leben zu orientieren. Schüler, Studenten und andere Lernende (alle) sind am nächsten Tag geschickter und erinnern sich besser an die gelernten Wörter, Sätze, Nachrichten usw., wenn sie unbehelligt schlafen durften. Gestörter Schlaf kann mitunter beeinträchtigend und sogar aufwühlend sein. Guter Schlaf trennt die Spreu vom Weizen, bereinigt und glättet die Eindrücke des Tages.

Guter Rat aus prophetischem Mund:
Wenn Du zu Bett gehen willst, so wasche Dich in der Weise, wie Du dies für das Gebet gewöhnlich tust, lege Dich dann hin auf Deine rechte Seite ...!
Sahih al-Buchari, Nr. 0247

Kapitel II

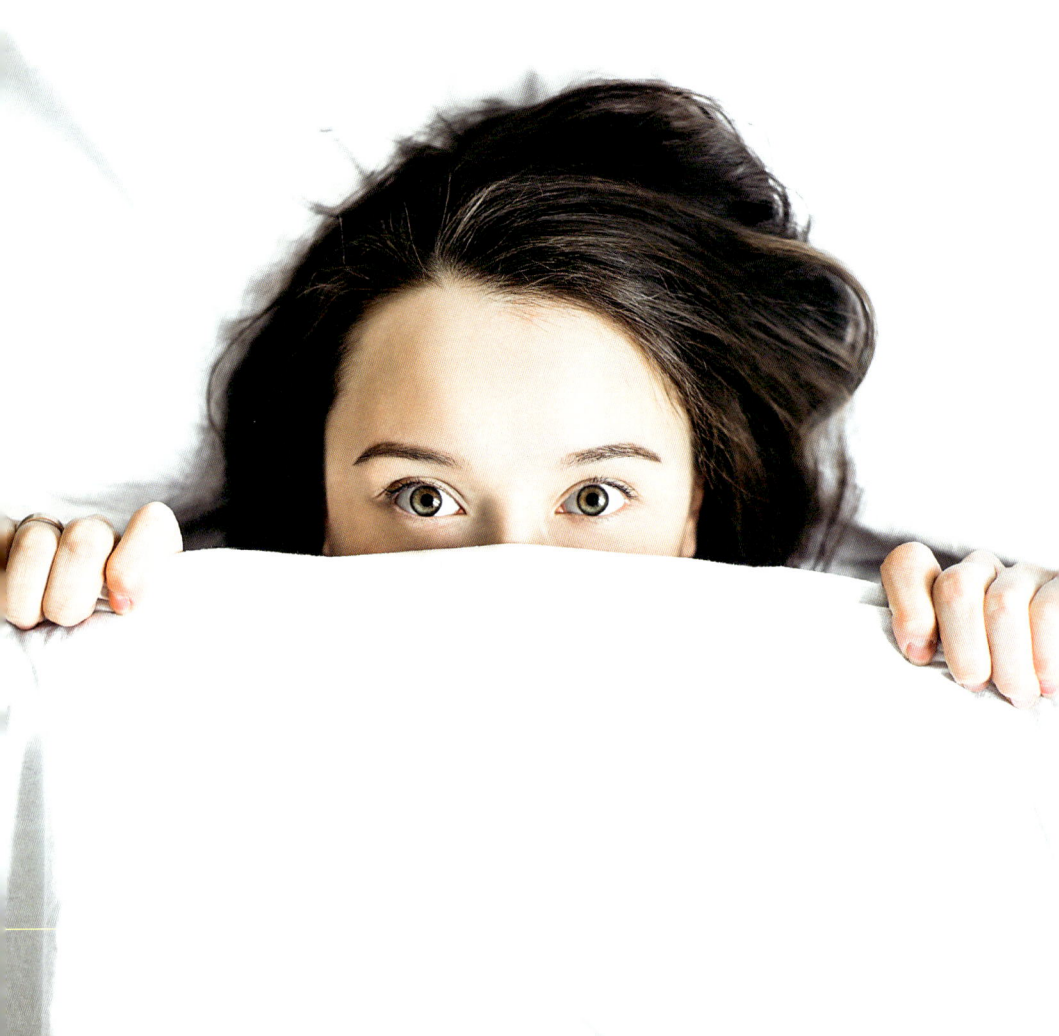

Warum wir nicht schlafen

Die meisten schlechten Nächte lassen sich auf drei Probleme zurückführen: „schlechter Schlaf", Schnarchen und die falschen Substanzen (Alkohol, Medikamente, illegale Drogen). Mit schlechtem Schlaf ist meist ein subjektiv gestörter, zu geringer und nicht erholsamer Schlaf gemeint. Mediziner bezeichnen dies etwas übertrieben als Insomnie, totale Schlaflosigkeit. Dem stimmen viele Betroffene gerne zu. Die Ausführungen in den folgenden Kapiteln zielen vor allem auf den Problemkreis der Insomnie, den oft noch andere Schwierigkeiten verschärfen, zum Beispiel Schnarchen und schwere Fehleinschätzungen falscher Hilfsmittel („Schlaftabletten").

Wildnis und Zivilisation

Zunächst geben wir am besten den naiven Irrtum auf, früher sei alles besser gewesen. Es ging den Leuten noch nie so gut wie heute – allerdings nur in unserem Teil der Welt, der WEIRD-Welt (westlich, erzogen, industrialisiert, reich, demokratisch). Wir brauchen eigentlich keine Angst zu haben, nachts von wilden Tieren, Räubern oder einem seit mehreren Generationen verfeindeten Nachbarstamm überfallen zu werden. Die Mehrheit der Menschen muss heute nicht frühmorgens vom Baum klettern, um im Laufe eines sehr langen Tages so viele Früchte zu sammeln und Tiere zu erlegen, die am Abend den Kalorienbedarf der Gruppe gerade eben so decken. Menschen in „primitiven" und vorindustriellen Gesellschaften schliefen nicht länger als wir heutzutage. Auch die Bauern und Arbeiter früherer Generationen hätten gerne mehr geschlafen, als es ihnen möglich war, weil sie ihre Familien ernähren wollten.

Die Hälfte der arbeitenden Bevölkerung gibt an, mindestens zwei Nächte pro Woche schlecht zu schlafen. Die genaue Zahl der deutlich Schlafgestörten und das Ausmaß der Beeinträchtigung bleiben dabei unklar. Recht eindeutig sind aber die Zusammenhänge zwischen häufigerer Schlafstörung und

- schlechterer beruflicher Qualifikation,
- abhängiger Tätigkeit

- unsicherer Position
- hohem Leistungsdruck
- ständiger Erreichbarkeit
- Zahl der Nachtschichten
- Zahl der Überstunden
- unvernünftiger Mediennutzung
- dünneren sozialen Netzen

Um ernsthaften Schlafstörungen auch ernsthaft zu begegnen, darf man andererseits nicht jede geringfügige Schlafstörung überbewerten. Klar ist, dass Arbeits- und Lebensbedingungen sowie der mehr oder weniger vernünftige Umgang mit neuen Medien und Kommunikationstechniken einen Einfluss auf den Schlaf besitzen.

Kinder und Alte

Das durchschnittliche Schlafbedürfnis verändert sich im Laufe eines Lebens sehr stark, wobei es allerdings eine erhebliche individuelle Streubreite gibt. Kleine Kinder wachen gerne schreiend auf, wenn sie Hunger haben, und nach entsprechender Zuwendung und Zufuhr schlummern sie meist gleich wieder ein. Das täten manche alten Menschen auch gerne, aber es gelingt ihnen meistens nicht. Nach einer neuen Übersicht klagen über 60 Prozent der über 60-Jährigen der ägyptischen Landbevölkerung und der Bewohner türkischer Pflegeheime über Schlafstörungen, aber nur 6 Prozent der älteren Taiwanesen. In den meisten anderen Ländern zwischen Nigeria und Indien, den Vereinigten Staaten von Nordamerika und Norwegen beschweren sich 30 bis 45 Prozent der Befragten über 60 Jahren über ihre Schlafstörungen.

Kleine Kinder und Alte haben auch Gemeinsamkeiten, was den Schlaf betrifft: Sie schlafen noch nicht beziehungsweise nicht mehr so ordentlich wie die gesunden jungen Erwachsenen, die nachts müde zu Bett gehen und halbwegs frisch aufstehen, wenn morgens der Wecker klingelt. Demgegenüber schwanken kleine Kinder den ganzen Tag über zwischen Wachen und Schlafen – und diese Gefahr besteht auch bei alten Menschen, wenn sie dabei sind, ernsthafte Schlafstörungen zu entwickeln. Grund dafür ist jeweils ein hoher Energiebedarf, der tagsüber müde macht.

Für kleine Kinder ist die Welt noch zu anstrengend und unübersichtlich. Das Gehirn und die anderen nachgeordneten Organe müssen wachsen. Ihre Energie wird weniger in Bewegung investiert, sondern in den Aufbau des Organismus. Auch für alte Menschen kann die Welt zu unübersichtlich und gleichzeitig zu uninteressant werden. Außerdem brauchen sie die Energie oft, um den Körper zu erhalten und zu regenerieren, vor allem wenn schwerwiegende körperliche Erkrankungen oder eine Depression vorliegen.

Woher soll aber nach einem ausführlichen Nachmittagsschlaf und mehreren zusätzlichen kleinen Nickerchen noch die rechte Müdigkeit für einen brauchbaren Nachtschlaf kommen? Die typischen Fehler einer eingefleischten Schlafneurose sind in den folgenden Punkten und der Abbildung dargestellt:

- Bleiben Sie ruhig liegen, wenn Sie mitternachts nicht schlafen können!
- Unbedingt auch um 4 Uhr morgens, wenn es zu dämmern beginnt, denn Sie haben jede Minute Ihrer Schlaflosigkeit verdient!

Handreichung für Schlafneurotiker
(und jene, die es werden wollen)

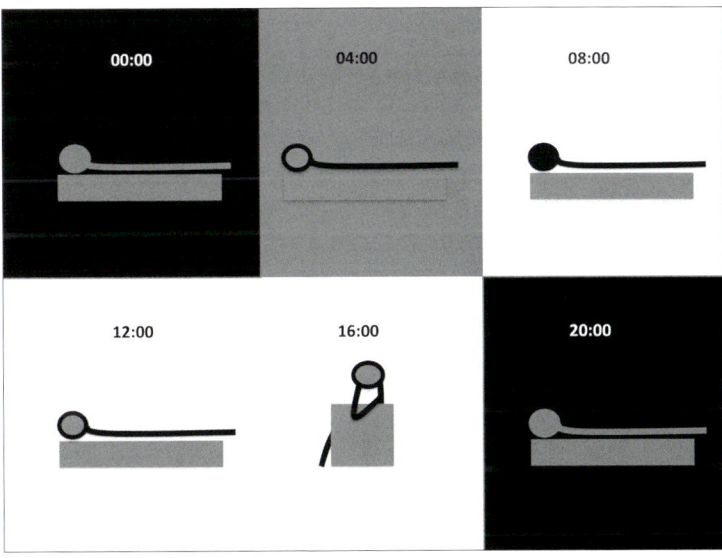

Erklärung: ein heller Kopf bedeutet, dass dem Grauen der Schlaflosigkeit grollend Aufmerksamkeit geschenkt wird. Ein dunkler Kopf signalisiert versehentliches Einnicken

- Genießen Sie den stillen Trost wenn Sie gegen 8 Uhr morgens kurz einnicken!
- Bleiben Sie mittags nach dem Erwachen unbedingt im Bett, denn Sie haben ja nicht richtig geschlafen und die gleichen Rechte wie jeder andere!
- Nachmittägliche Grübelübungen schaffen ideale Voraussetzungen für die kommende Nacht, und sie wird kommen und alle geahnten Qualen zuverlässig mit sich bringen!
- Gehen Sie vor den Abendnachrichten zu Bett damit sich alle grauenhaften Vorahnungen endlich erfüllen: Sie werden wieder nicht schlafen!

Depression und Demenz

Schlafstörungen sind häufige und schwer belastende Symptome der Depression. Zur typischen Depression gehört die Insomnie (zur sogenannten „atypischen" Depression gehören vermehrtes Schlafbedürfnis, Appetitsteigerung und Reizbarkeit). Gerade die nächtlichen oder morgendlichen Grübelphasen sind grausame Verstärker einer Depression, ein Teufelskreis, der den ungebremst kreisenden Gedanken maximale Wucht verleiht, das sogenannte depressive Morgentief verstärkt und nebenbei den Ärger auf glückliche Schläfer kräftig schürt. Wichtige Ursachen sowohl der Depression als auch Schlaflosigkeit im Alter sind körperliche Krankheit, Angst und Einsamkeit. Wenn sich die Beschwerden

Schlafstörungen können zu Depressionen führen und umgekehrt – ein Teufelskreis.

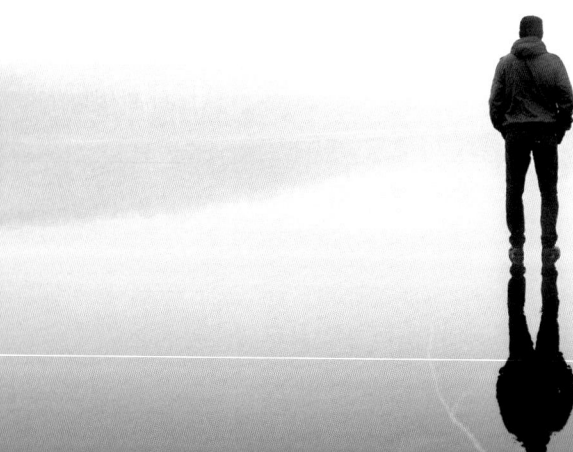

und Befunde stark überlappen, kann der Versuch einer scharfen Unterscheidung zwischen chronischer Insomnie und ausgeprägter Depression zur überflüssigen akademischen Haarspalterei werden (siehe folgende Tabelle). Überflüssig auch deshalb, weil sich die Behandlungsempfehlungen genauso stark überlappen.

Merkmale von Schlaflosigkeit und Depression

		Insomnie	Depression
Subjektive Beschwerden	Depressive Verstimmung	[+]	+
	Erschöpfung, Antriebsstörung	[+]	+
	Freudlosigkeit	[+]	+
	Konzentrationsstörungen	+	+
	Verminderte Kraft und Koordination	+	[+]
	Appetitlosigkeit	[+]	+
	Selbstzweifel	[+]	+
	Todesgedanken	[+]	[+]
	Albträume	[+]	[+]
Klinische Befunde aus dem Schlaflabor	Insomnie in der Nacht	+	+
	Hypersomnie am Tag	[+]	[+]
	Einschlafstörung	+	+
	Durchschlafstörung	+	+
	Früherwachen	+	+
	Verkürzte Zeit bis Traumschlaf (REM)	–	+
	Vermehrter Traumschlaf (REM-Dichte)	–	+
	Tiefschlaf	–	–
	Nächtlich hoher Blutdruck	+	+
	Nächtlich erhöhte Pulsfrequenz	+	+
Biologische Merkmale	Melatonin	–	–
	Cortison	+	+
	Gestörter Tag-Nacht-Rhythmus	+	+

+ typisch, vorhanden, erhöht; [+] nicht selten; - selten, vermindert

Die Schlafstörung kann zu einem vermehrten Anstieg und einem geringeren nächtlichen Abbau von Alzheimer-Eiweiß (Amyloid) in den Hirnzellen führen. Dieser Effekt wird durch die gleichzeitige Einnahme von Schlafmitteln noch verstärkt, da sie den nächtlichen Amyloid Abfluss im glymphatischen System behindern.

Folgen des gestörten Schlafs

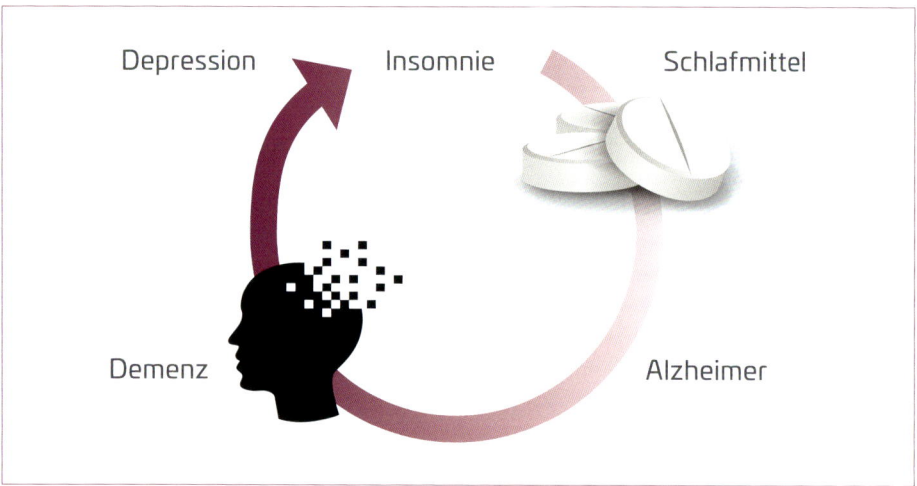

Die Schlaflosigkeit depressiver Patienten erhöht – besonders unter dem Einfluss von Schlafmitteln – die Konzentration des Alzheimer-Proteins Amyloid im Gehirn. Damit steigt das Risiko, an einer Demenz zu erkranken. Ein Grund mehr, um deprimiert und schlaflos zu sein – oder noch konsequenter einen Weg aus Schlaflosigkeit und Depression zu suchen!

Mythen und Missverständnisse

„Der Schlaf des Gerechten",
„Ein gutes Gewissen ist ein sanftes Ruhekissen."
Bei Menschen, die ein Gewissen haben, trifft dies ohne jeden Zweifel zu.

„Den Seinen gibt's der Herr im Schlaf."
Dies bezieht sich auf den gleichen Hintergrund und setzt Frömmigkeit und reines Gewissen voraus.

„Wer früh aufsteht, der macht's verkehrt; wer spät aufsteht den Gott ernährt."
Aus schlafmedizinischer Sicht ist das falsch. Der Spruch geht zurück auf Psalm 127,2: *„Es ist verkehrt, dass ihr früh aufstehet, hernach sitzet und esset Euer Brot mit Sorgen; denn seinen Freunden gibt er es im Schlaf."* Patienten mit einer chronischen Schlafstörung schenken diesem Psalm am besten keinerlei Glauben.

„Morgenstund hat Gold im Mund.",
„Der frühe Vogel fängt den Wurm."
Das stimmt im Prinzip und ist im Prinzip gesund. Lerchen fällt es leichter, früh aufzustehen, als den Eulen. Für beide ist entscheidend, dass sie sich nicht im Bett wälzen, bis sie Druckstellen entwickeln.

„Denk ich an Deutschland in der Nacht, bin ich um den Schlaf gebracht."
 (H. Heine)
Man kann NICHT willentlich an etwas NICHT denken. Man könnte aber versuchen, statt an die gesamte Bundesrepublik zu denken, sie in Gedanken auszutauschen: etwa gegen etwas so Langweiliges wie das Saarland oder Liechtenstein oder etwas so Niedliches wie Luxembourg oder Lummerland.

„Kein Kaffee nach 17 Uhr"
Viele Menschen haben die Erfahrung gemacht, dass Stimulanzien den Schlaf rauben und verzichten daher ab dem späten Nachmittag besser darauf. (Andere behaupten dagegen, Schlaf sei kein vollwertiger Ersatz für Koffein.)

„Der Schlaf vor Mitternacht ist der gesündeste."
Richtig ist, dass die ersten Tiefschlafphasen nach Beginn des Schlafes von besonderer Bedeutung für die Erholung sind, da man gleich am tiefsten in den Tiefschlaf eintaucht, gleichgültig ob man vor oder nach Mitternacht einschläft.

„Wer arbeitet, dem ist der Schlaf süss." (Bibel),
„Auf harten Betten schläft sich's sanft.",
„Wer nicht arbeitet, soll auch nicht schlafen."
(nach 1968 umgedeutet als „wer nicht arbeitet, soll wenigstens gut schlafen")

Leider gibt es diesen Zusammenhang zwischen „rechtschaffen müde sein" und gutem Schlaf. Der einzige Trost für scheinbar untätige Rentner ist, dass der Organismus auch bei ausgeprägter Bewegungslosigkeit im Lauf des Tages etwas müde wird.

„Über etwas schlafen";
„Was wir am Tage vorgenommen, pflegt uns im Schlafe vorzukommen."
Was für Nagetiere gilt, trifft auch auf Menschen zu. Das Gehirn bearbeitet nachts die aktuellen Aufgaben auf eine andere Art weiter. Dies kann einerseits zu besserer Einspeicherung, neuen Einsichten und kreativen Lösungen führen, andererseits z.B. auch zu einer Vertiefung depressiver Inhalte.

„Wenn Schlaf und Wachen ihr Maß überschreiten, sind beide schlecht"
(Hippokrates)
Der Devise „nichts im Übermaß" ist auch heute nicht zu widersprechen. Dem stimmt auch der immerkluge Immanuel Kant zu: „Das wechselnde Erwachen und Wiedereinschlummern in langen Winternächten ist für das ganze Nervensystem lähmend, zermalmend und in täuschender Ruhe kräfteerschöpfend. Das Bett ist das Nest einer Menge von Krankheiten." Oder: „Wer dem Schlaf als süßem Genuss im Schlummer mehr als ein Drittteil seines Lebens einräumt oder ihn sich auch teilweise, nicht in einem Stück für einen Tag zumisst, verrechnet sich sehr in Ansehung seines Lebensquantums, teils dem Grade, teils der Länge nach."

„Hundemüde"; „Schlafende Hunde soll man nicht wecken.";
„Schlafen wie ein Murmeltier"
Aus gemeinsamer Erfahrung von Hund und Halter ist zu bestätigen, dass Hunde jederzeit ebenso zum Schlafe wie auch zu Abenteuern bereit und damit freudig aufzumuntern sind. Im Gegensatz zum Murmeltier, das seinen Stoffwechsel im Winterschlaf auf ein ganz anderes Niveau herunterfährt, und damit kaum erweckbar ist.

„Schlaf ist die beste Medizin.", „Der Schlaf nährt.", „Schönheitsschlaf"
Guter Schlaf hält gesund, schlank, erfrischt allgemein und damit vermutlich auch die Gesichtsfarbe. Unvermeidlich dazu Kant: „Der Himmel hat dem Menschen als Gegensatz zu den vielen Mühse-

ligkeiten des Lebens drei Dinge gegeben: die Hoffnung, den Schlaf und das Lachen." Stimmt – aber nur, wenn man richtig schläft.

„Schlafen die Gedärme nicht, schläft auch der Mensch nicht."
Stimmt. Es gibt also gute Gründe, sich den Bauch vor dem Zubettgehen nicht allzu sehr vollzuschlagen. Das regt die Darmaktivität und das gesamte vegetative Nervensystem zu stark an. Auf jeden Fall dreht man sich zum Einschlafen am besten auf die rechte Seite.

„Wie man sich bettet, so liegt man."
Ohne auf irgendeine übertragene Bedeutung einzugehen, der Hinweis, dass dies vor allem für Patienten mit einer Parkinson-Krankheit eine ganz naheliegende Bedeutung hat, da sie sich im Bett kaum mehr drehen und wenden können.

„Schlafwandler soll man nicht aufwecken."
Doch, sonst macht man sich hinterher eventuell große Vorwürfe. Es ist sogar sinnvoll, im Vorfeld das Umfeld so zu gestalten, dass Schlafwandler keiner großen Gefahr ausgesetzt sind.

„Mondsucht"
Als Ursache des Schlafwandelns und sozial auffälligen Gebarens – z.B. Verwandlung in einen Werwolf etc. - wissenschaftlich nicht bestätigt.

„Wer schläft sündigt nicht."
Auch das ist nicht in jedem Fall sichergestellt. Es mehren sich Berichte nicht nur über Essen und Fahren, sondern auch über sexuelle Übergriffe im Schlaf.

„Der Schlaf der Vernunft gebiert Monster." (F. Goya),
„Träume sind Schäume."
Stimmt, es sind hochkochende, dynamische Gefühle und Gedanken in einem vollkommen anderen nächtlichen Ordnungszustand unseres Gehirns. Sie werden am Tage nachträglich in irgendwelche Geschichten verpackt und sind einer schlichten tiefenpsychologischen Interpretation gewiss nicht zugänglich.

Kapitel III

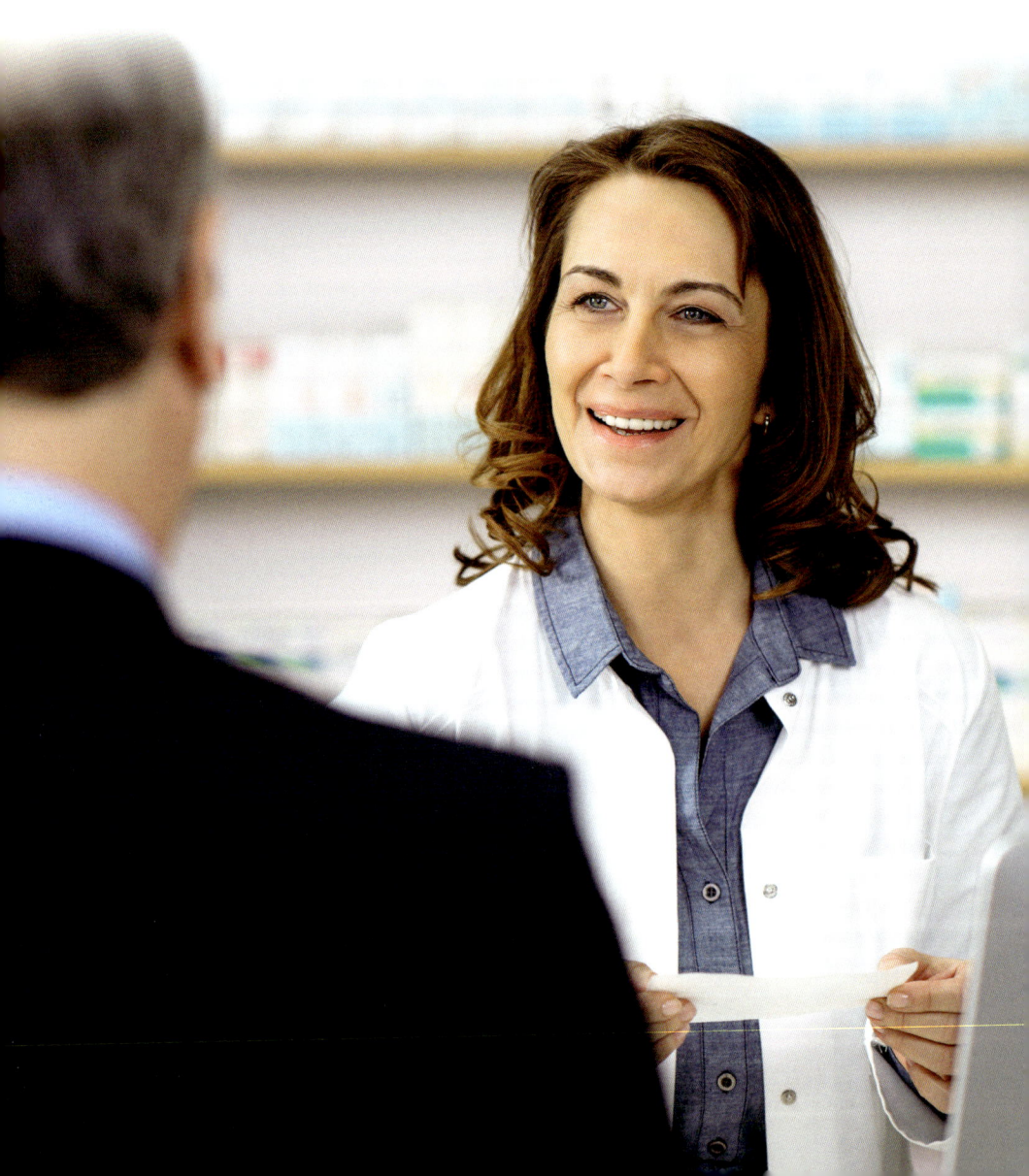

Einschlafhilfe durch Arzt und Apotheker

Welche Hilfe können Ärzte und Apotheker den verzweifelten Patienten bieten? Alle Apotheken haben Mittel auf Lager, die rasch zu einem überzeugenden Erfolg führen – aber meist nur für ganz kurze Zeit und um einen Preis, der nicht mit Geld zu begleichen ist. Daher beraten Apotheker im Allgemeinen kritisch und verweisen häufig auf eine genauere Untersuchung und noch ausführlichere Unterstützung beim Arzt. Diese Verzögerungstaktik des Medizinsystems ist für viele Schlaflose nur schwer zu ertragen. In diesem Kapitel versuche ich dennoch, die Vorteile dieses vorsichtigen Vorgehens gegenüber der schnellen tablettentechnischen Lösung zu rechtfertigen.

Beschwerden und Beratung

Am Anfang klärt der Arzt zusammen mit dem Patienten, wie ausgeprägt und belastend die Störung tatsächlich ist *(Abb. X.1.)*. Vermutlich käme niemand ohne guten Grund zum Arzt und subjektiv belastend scheint die Schlafstörung auf jeden Fall zu sein. Dennoch kann ein Gespräch über die „Eckdaten" der Erwartungen und der tatsächlichen Umstände zu wichtigen Einsichten führen. Mitunter liegen eindeutige Fehleinschätzungen auf der Hand: Niemand kann erwarten, sich ungestraft zehn oder mehr Stunden ins Bett zurückziehen zu können. Körper und Seele sind – von bestimmten Ausnahmesituationen abgesehen – nicht darauf eingestellt, so lange Zeit ruhiggestellt zu werden. Besonders im höheren Lebensalter steigen die Erwartungen an Dauer und Erholungseffekt des Schlafes häufig in unrealistischer Weise, obwohl Schlafbedürfnis und Schlaffähigkeit meist vermindert sind. Die vernünftigen Verhandlungen über eine Schlafstörung zwischen einem hilfesuchenden Patienten und einem gewissenhaften Arzt werden in der Abbildung auf Seite 32 skizziert.

Es ist meist einfach, herauszufinden, ob es sich um Störungen beim Einschlafen, beim Durchschlafen und um ein morgendliches Früherwachen handelt oder um alles zusammen. Die als schlecht wahrgenommene Schlafqualität ist unstrittig, und diesbezüglich hat der Betroffene das letzte Wort. Wie ausgeprägt die Schwierigkeiten aber tatsächlich sind, lässt sich vom Arzt weit schwerer einschätzen: Wie lange wartet der Patient auf das Einschlafen, wie häufig wacht er auf, wie lange liegt er wach, wann erwacht er frühmorgens und wie oft ist er vielleicht doch beim Dösen wieder eingenickt? Und dann die gemeine Frage: Warum ist er dann nicht gleich aufgestanden? Neben der gefühlt schlechten Schlafqualität steht die Frage im Mittelpunkt, ob tatsächlich zu wenig geschlafen wurde – weniger als Körper und Geist benötigen.

Lösen Ärger, Grübeln, Angst, Atemnot oder unwillkürlichen Beinbewegungen die Schlafstörungen aus oder begleiten sie sie? Wie kommt es dazu und wie lange halten sie an? Wie sind Abendgestaltung, Einschlafrituale, Bettzeiten und Umgebungsbedingungen (Zimmergröße, Temperatur, Lärm, ...)? Besteht ein Zusammenhang mit Schichtarbeit, Jet-Lag oder anderem Stress, zum Beispiel berufsbedingt, Partnerkonflikt, Sorgen um Kinder oder Eltern?

Mehrstufiges Vorgehen gegen Schlafprobleme

1. Wie ausgeprägt: • Subjektiv belastend? Klinisch relevant? **2. Welche Art:** • Einschlaf-, Durchschlafstörung, Früherwachen? • Verschobener Schlafrhythmus?	Allgemeine Aufklärung & Beratung
3. Grund- und Begleiterkrankungen, Medikamente • Psychische & körperliche Erkrankungen, Abhängigkeit? • Neben- und Wechselwirkungen, Intoxikation, Entzug?	Anpassung der Medikamente
4. Anhaltende Schlafstörung • Anhaltende Belastungsfaktoren? • Adhärenz & Compliance	Verhaltensmodifikation, Anpassung der Medikamente

Gestuftes Vorgehen von der ersten Charakterisierung der Beschwerden zur Beratung, Behandlung von Grund- und Begleiterkrankungen bis zur konsequenten Verhaltensänderung. Den sogenannten „Schlaftabletten" kommt keine zentrale Bedeutung zu.

Weitere Probleme, wie ein **verschobener Tag-Nacht-Rhythmus,** können anlagebedingt sein. Es gibt die Lerchen und die Eulen, die putzmunteren Frühaufsteher und die ausdauernden Nachtmenschen, die kein Ende finden und bei anhaltender Neugier auch um drei Uhr morgens kaum ins Bett zu bewegen sind. Viele wurden ein Berufsleben lang in einen sozial verträglichen Tagesrhythmus gezwungen und haben sich dies auch geduldig gefallen lassen. Im Alter winkt die Freiheit von solchen Auflagen. Gerade dann kann es zu Verstimmungen kommen. Hier ist zu klären, ob es überhaupt erforderlich ist, den Rhythmus umzustellen, oder ob die Betroffenen selbst und ihre Umgebung den verschobenen Rhythmus als kleine Eigenheit hinnehmen können. Entscheidend ist die Frische am Tage – auch wenn dieser erst gegen Mittag beginnt.

Hypersomnie, das gesteigerte Schlafbedürfnis am Tage, quält ebenfalls viele: Ist man am nächsten Morgen ausgeruht und erholt oder müde und erschöpft? Wie sind Konzentrations- und Leistungsfähigkeit am folgenden Tag? Liegt ein neuerdings vermehrtes Schlafbedürfnis vor? Wie lange dauert es, bis Sie sich morgens richtig wach fühlen? Ist es für Sie tagsüber schwer, sich wach zu halten, obwohl Sie nachts lange geschlafen haben? Fällt es Ihnen schwerer, den Anforderungen im Beruf und privat Stand zu halten? Wird man sogar am Tag vom Schlaf übermannt und auch dann, wenn man eigentlich Besseres zu tun hätte, z.B. an der Ampel wieder loszufahren? Findet man noch rechtzeitig den Weg ins Bett oder wird man bei unterschiedlichen Gelegenheiten vom Schlaf förmlich überwältigt? Charakteristika der Hypersomnie, der gesteigerten Müdigkeit und des erhöhten Schlafbedürfnisses am Tage führt die Epworth-Schläfrigkeitsskala auf:

Symptome der Hypersomnie nach der Epworth-Schläfrigkeitsskala

Sind Sie schon einmal eingenickt ...
... beim Lesen im Sitzen
... beim Fernsehen
... im Theater oder Vortrag
... beim Hinlegen und Ausruhen am Nachmittag
... beim Beieinandersitzen und Unterhalten
... beim Mittagessen (ohne Alkoholeinfluss)
... als Beifahrer während einer einstündigen Fahrt
... als Fahrer bei einminütigem Anhalten (z.B. an der Ampel)

In der Beratung lohnt es sich im Allgemeinen, ausführlich gemeinsam zu erörtern, wie viel Schlaf sinnvoll und wie viel Schlaf zu welchen Zeiten wünschenswert ist. Eine ganz einfache Antwort darauf gibt es nicht. Hierbei kommt es nicht darauf an, dass der allwissende Arzt einfach die offensichtlich falschen Annahmen eines Patienten korrigiert. Menschen haben immer einen Grund, weshalb sie länger schlafen möchten – und diese Gründe reichen von tatsächlicher Erschöpfung wegen eines anstrengenden Tages oder einer Erkrankung, bis zu Enttäuschung über die Mitmenschen, Angst vor Krimis und Fernsehnachrichten oder vor dem nächsten Tag.

Auch dieser erste Schritt, das Eingrenzen der Beschwerden, kann ungünstige Folgen zeitigen. Viele Insomniker versuchen nun, ihr Leiden akribisch zu dokumentieren: Ein Leuchtwecker auf dem Nachtkästchen erleichtert die detailgenaue Buchführung und verhindert garantiert den halbwegs brauchbaren Schlaf. Jetzt erst recht!

Untersuchungen und Krankheiten

Sind die Schlafstörungen durch andere Krankheiten oder Substanzen (mit)verursacht? Oft ist nicht zu entscheiden, ob es sich um Ursachen der Schlafstörungen handelt, um Begleit- oder um Folgeerkrankungen. Unmittelbare Auswirkungen der Schlafstörungen sind Reizbarkeit, Tagesmüdigkeit, Erschöpfung mit Störungen der Aufmerksamkeit, Reaktions- und Lernfähigkeit, die in speziellen Tests messbar sind. Sie beeinträchtigen zudem die Kraft und die Koordination der Bewegungen. Es passieren häufiger Unfälle. Anhaltende Schlafstörungen können typischerweise zu Depression, Diabetes mellitus, geschwächter Immunabwehr, Übergewicht, Brustkrebs, Bluthochdruck, Herzinfarkten, Schlaganfällen und Demenz führen. Bei Schlafstörungen älterer Menschen ist neben Einsamkeit, Depression auch die „senile Bettflucht" aufgrund des verringerten Schlafbedürfnisses zu bedenken. Eine detaillierte Darstellung der einzelnen Erkrankungen würde den Rahmen dieses Buches trotz des festen Einbands sprengen.

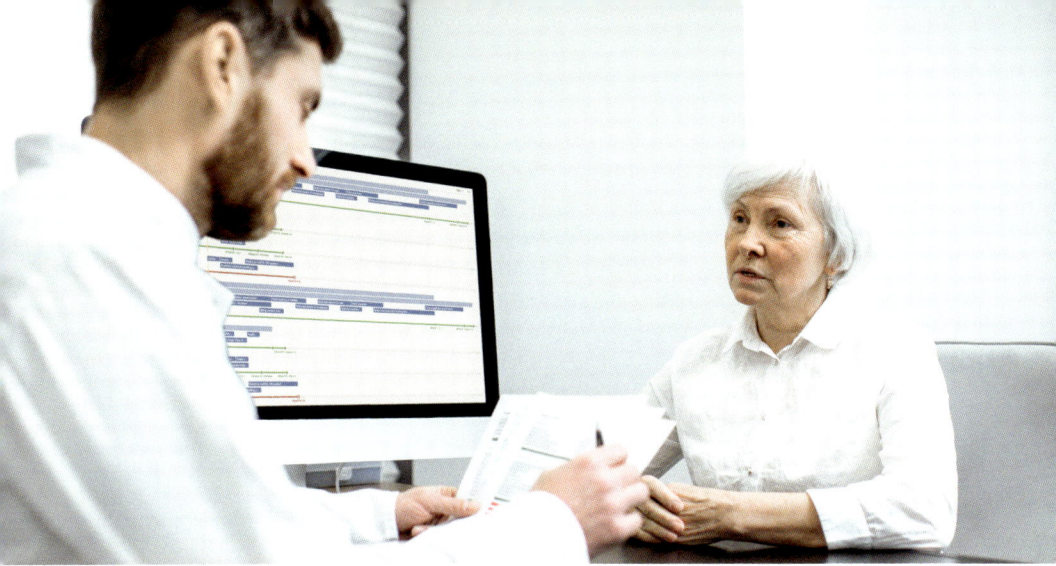

Im Gespräch versucht der Arzt unter anderem, herauszufinden, ob eventuell Erkrankungen oder Medikamente zu den Schlafstörungen beitragen.

- **Psychische Probleme:** z.B. Angst etwa bei belastenden körperlichen Erkrankungen (Krebs), Depression, Manie mit gesteigertem Antrieb und vermindertem Schlafbedürfnis, wahnhafte Erkrankung mit irrationaler nächtlicher Aktivität, Verwirrtheitszustand (Delir).

- **Hirnerkrankungen:** z.B. neurodegenerative Veränderungen wie Parkinson und Alzheimer, Schlaganfälle, multiple Sklerose.

- **Schmerzen:** z.B. Kopfschmerzen oder chronischer Schmerz bei rheumatischen Erkrankungen, Pruritus (Juckreiz), Polyneuropathie („Nervenentzündung" an Beinen und Armen)

- **Innere Erkrankungen:** z.B. Schilddrüsenüber- oder -unterfunktion mit vermindertem oder gesteigertem Ruhebedürfnis, chronische Herz-, Nieren- oder Magen-Darm-Erkrankungen, bösartige Erkrankungen. Im Prinzip kommen schwerwiegende Erkrankungen aller Organsysteme als Ursachen in Betracht.

- **Medikamente:** z.B. Stimulanzien, antriebssteigernde Antidepressiva, Mittel gegen Demenz, Asthma-Medikamente (wie beta-Sympathomimetika, Theophyllin), Blutdrucksenker (wie beta-Blocker), harntreibende Substanzen (Diuretika), Antibiotika (Gyrase-Hemmer), Hormone (wie Thyroxin und Steroide),

Erkältungspräparate (mit Inhaltsstoffen, die dem aufputschenden Amphetamin ähneln wie Pseudoephedrin), Schlafmittel, Schlafmittel-Entzug.

- **Genussgifte und illegale Drogen:** Alkohol, Nikotin, Koffein, Theophyllin, Amphetamin, Cannabis, Ecstasy, Kokain, Opiate.

Dramatischer Diätfehler:
Der etwa 60-jährige Mann konnte sich nicht erinnern, jemals ein Problem mit dem Schlaf gehabt zu haben. Jetzt aber liegt er nachts viele Stunden wach. Den Kopfteil seines Bettes stellt er hoch, da er seit jüngster Zeit auch unter Sodbrennen leidet. Während er sich nachts erstmals Gedanken über seine Gesundheit macht, fällt ihm ein schneller Herzschlag auf mit unregelmäßigen Extraschlägen (Extrasystolen). Die Beschwerden nehmen im Lauf der Tage und Nächte besorgniserregend zu. Auch jetzt denkt er nicht daran, Schlafmittel einzunehmen (und das ist auch gut so). Erst zwei Wochen nach dem ersten Auftreten der Symptome kommt er auf die Idee, dass Sodbrennen, Schlaflosigkeit, schneller Puls und Herzrhythmusstörungen im Zusammenhang mit dem nur vermeintlich dünnen grünen Tee stehen, den er seit einer Weile trinkt. Schwarzen Tee und Kaffee in rauen Mengen hatte er bisher immer gut vertragen. Der anregende Theophyllin-Gehalt von grünem Tee ist trotz der hellen Farbe jedoch weit größer, er ist sogar aufregend viel höher! Zwei Tage nach „Absetzen" des grünen Tees waren alle Probleme wie weggeblasen.

Sind Schlafhygiene und -disziplin ausreichend? Bestehen weiterhin überzogene Erwartungen an den Schlaf? Welche Behandlungsversuche wurden bisher unternommen und wie war gegebenenfalls der Erfolg von Verhaltenshinweisen, Medikamenten oder Alkohol und Drogen? Nicht alle Betroffenen nehmen den Rat von Ärzten und Apothekern als bare Münze und nur ein gewisser Prozentsatz hält sich – trotz guten Glaubens – an die Empfehlungen. Welche Belastungsfaktoren wirken fort oder sind neu aufgetreten: Angst um die Enkelkinder, Sorgen wegen der Kinder, Erkrankung des Ehepartners, Geldnöte, Versagen in wichtigen Aufgaben, Mobbing durch Kollegen, böse Nachbarn, Kündigung der Wohnung, …

Schlafverlauf verschiedener Menschen

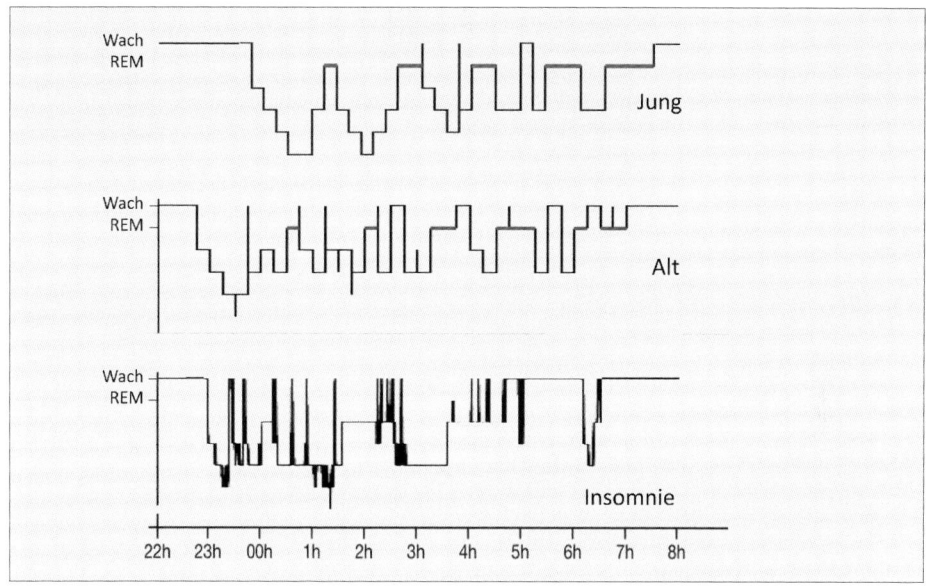

Junge Erwachsene gehen erst ins Bett, wenn sie nach einem mehr oder weniger anstrengenden Tag müde sind, also gegen Mitternacht, und tauchen in den Tiefschlaf wie nach einem Sprung vom 10-Meter-Brett ins tiefe Wasserbecken. Auch für junge und gesunde Menschen ist es normal, mehrfach in der Nacht aufzuwachen (siehe obere Kurve in der Abbildung oben). Ältere Menschen machen häufig den Fehler, zu früh ins Bett zu gehen, liegen vor dem Einschlafen etwas länger wach und wachen aus dem weniger ausgeprägten Tiefschlaf häufiger auf. Insgesamt ist die Schlafarchitektur nicht mehr so klar gegliedert wie beim jüngeren Menschen (mittlere Kurve). Auch der schlafgestörte Patient (Insomnie, untere Kurve) geht vergleichsweise früh zu Bett, erreicht kurz nach 23 Uhr ein tieferes Schlafstadium, aus dem er jedoch gleich wieder erwacht. Da die Registrierung über die ganze Nacht fortgeführt wird, bleibt er offenbar liegen. REM-Phasen sind nicht erkennbar, genauso wenig wie Tiefschlaf. Es ist zu vermuten, dass er/sie Schlaftabletten nimmt. Ab 5 Uhr morgens liegt er wach (und ärgert sich!) und schläft kurz nach 6 Uhr wieder ein. Als er kurz darauf wach wird, macht er wieder den Fehler, im Bett zu bleiben. Ein Fehler, der sich in der nächsten Nacht rächen wird. Vermutlich wird er danach berichten, dass er die ganze Nacht wach gelegen hat. Mit dieser Begründung rechtfertigen die üblichen Verdächtigen auch ein ausgedehntes Mittagsschläfchen, das in der gesamten Schlafbilanz geflissentlich unterschlagen wird (sonst würde sich ja herausstellen, dass man mehr als 12 von 24 Stunden ausgestreckt auf Bett oder Sofa verbracht hat). Die Schlafstörungen im engeren Sinne – also die ohne andere relevante Ursachen – werden derzeit folgendermaßen eingeteilt:

Internationale Klassifikation der Schlafstörungen

Gruppe	Beispiele
Zu wenig Schlaf (Insomnie)	Akute Insomnie Chronische Insomnie (länger als 3 Monate)
Schlafbezogene Atemstörungen	Obstruktives Schlaf-Apnoe-Syndrom (SAS) Narkolepsie Kleine-Levin-Syndrom
Störungen des Schlaf-Wach-Rhythmus	Verzögerte Schlaf-Wachphasen Erkrankung Vorgezogene Schlaf-Wachphasen Erkrankung Schichtarbeiter-Schlaf Jet-Lag
Parasomnien	qualitative Schlafstörungen mit ungewöhnlichen Phänomenen, die im gesunden Schlaf nicht auftreten. Sie können entweder während des REM-Schlafes (z.B. Albträume, REM-Schlafstörungen), oder während des Non-REM-Schlafes oder im Übergang der Schlafphasen auftreten (z.B. Schlafwandeln)
Schlafabhängige Bewegungsstörungen	Syndrom der unruhigen Beine („Restless-legs") Periodische Beinbewegungen Wadenkrämpfe Zähneknirschen („Bruxismus")
Andere Schlafstörungen	siehe Glossar

(Genauere Erklärungen der in der Tabelle verwendeten Fachbegriffe finden sich im Glossar ab Seite 82.)

Schlaflosigkeit und Schnarchen

Insomnie

Mehr als 10 Prozent der Erwachsenen und 40 Prozent der Menschen mit psychischen Störungen klagen über **deutlich** zu wenig Schlaf. Viele Insomnien sind sekundär, werden also durch eine spezifische andere Erkrankung verursacht (von der Depression bis zur Herzinsuffizienz). Bei den „primären" Insomnien lassen sich keine anderen Ursachen aufdecken. Die Schlaflosigkeit selbst ist das einzig fassbare Problem. Typisch für eine genuine Schlaflosigkeit, eine primäre Insomnie, sind (nach der Internationalen Krankheitsklassifikation, ICD-10):

- Klagen über Einschlafstörungen, Durchschlafstörungen oder eine schlechte Schlafqualität
- Die Schlafstörungen treten mindestens drei Mal pro Woche während mindestens eines Monats auf.
- Sie verursachen entweder einen deutlichen Leidensdruck oder wirken sich störend auf die soziale und berufliche Funktionsfähigkeit aus.
- Sie werden nicht verursacht durch neurologische oder internistische Erkrankungen, Medikamente und andere Drogen.

Einer von zehn Erwachsenen bekommt zu wenig Schlaf.

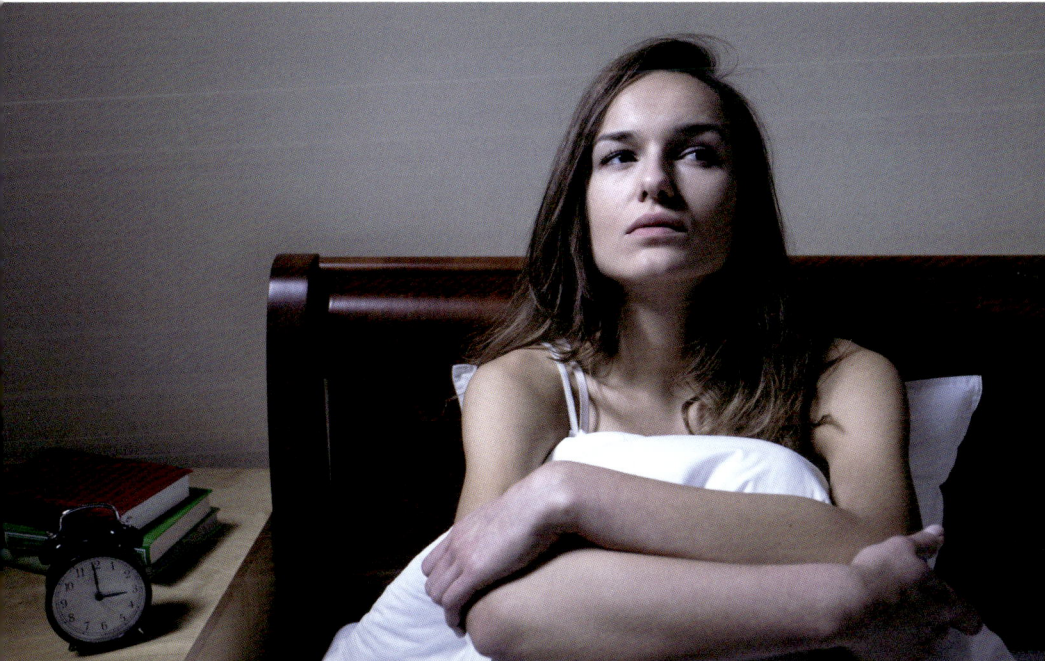

Schnarchen

Schnarchen kann auch harmlos sein, sofern keine längeren Atempausen damit verbunden sind, keine sozialen Komplikationen und keine Tagesmüdigkeit. Fast alle Männer über 45 Jahren und viele übergewichtige Frauen zeigen leichte nächtliche Atemstörungen, die dann aber graduell in ausgeprägtere Formen übergehen können. Bei mehr als 40 Prozent der Patienten mit Müdigkeit und Erschöpfungszuständen am Tage, steckt ein *Schlafapnoe-Syndrom* (SAS) dahinter mit erheblichen nächtlichen Atempausen und dadurch wenig erholsamem Schlaf. Die typischen Kennzeichen sind

- lautes und unregelmäßiges Schnarchen im Schlaf
- mit mehr als 5 Atempausen pro Stunde mit je mehr als 10 Sekunden Dauer und explosionsartigem Wiedereinsetzen des Schnarchens,
- Tagesmüdigkeit mit morgendlicher Erschöpfung und Einschlafneigung am Tag,
- Übergewicht.

Diese Merkmale werden von 1 bis 2 Prozent der Bevölkerung erfüllt, wobei Männer deutlich häufiger betroffen sind als Frauen (Verhältnis 8:1). Die meisten neuen Erkrankungen treten ab dem 40. Lebensjahr auf.

Kommen zum Schnarchen Atemaussetzer dazu, ist der Schlaf kaum erholsam.

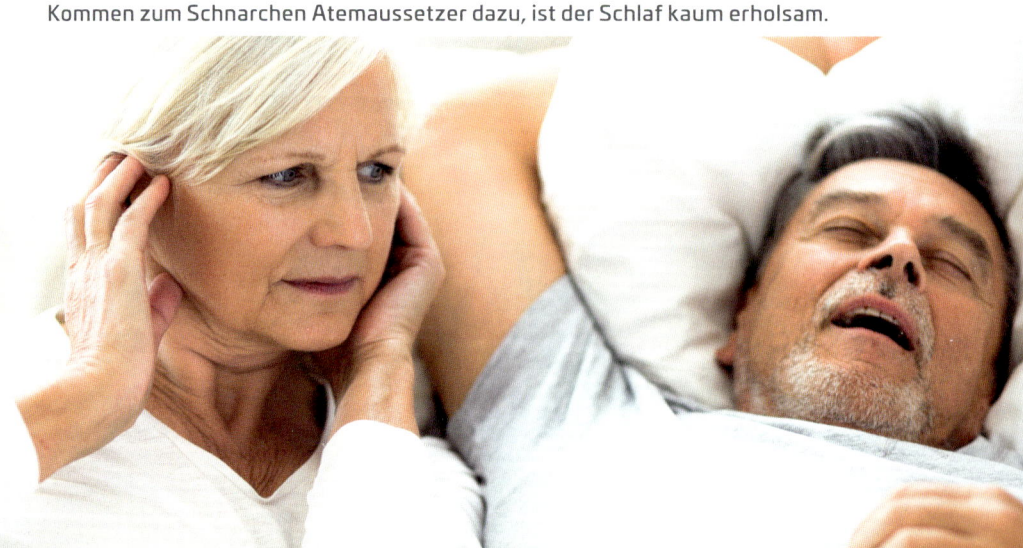

Die Hinweise der Ehepartner auf das Schnarchen der Patienten sind von großer Bedeutung. Die Angabe, man könne keine genauen Informationen liefern, da vor längerer Zeit aufgrund des Schnarchens getrennte Schlafzimmer gewählt wurden, ist hochgradig verdächtig. Geklärt werden muss, ob der Patient versucht, durch abendlichen Alkoholgenuss die Nachtruhe zu verbessern. Blutbild, Blutgase (verminderte Sauerstoffsättigung), eine Untersuchung im Schlaflabor, fachsprachlich Polysomnographie, einschließlich EKG eignen sich, um die Verdachtsdiagnose zu bestätigen. Ein „Apnoe-Index" von 10 oder mehr Atempausen mit mindestens 10 Sekunden Dauer während einer 60 minütigen Schlafphase gilt als Kriterium für die Diagnose.

Hat der Patient das Gefühl, weniger leistungsfähig zu sein, oder gibt es Hinweise, dass seine berufliche Leistung nachlässt, spricht das dafür, einen neuropsychologischen Test durchzuführen. Besteht der Verdacht auf einen Engpass im Bereich der oberen Atemwege, muss der HNO-Arzt nachschauen. Wie bei der Insomnie gilt es auch hier, eine Reihe von anderen Erkrankungen, die ähnliche Symptome hervorrufen könnten, auszuschließen. Dazu gehören Muskelerkrankungen oder Nervenkrankheiten, insbesondere solche, die die Funktion des vegetative Nervensystem betreffen. Eine zweite Form des SAS kann durch Schäden in Schlafregulationszentren im Bereich des Hirnstamms auftreten.

Die verminderte Sauerstoffsättigung ist sowohl für unruhigen Nachtschlaf als auch für Tagesmüdigkeit, Kopfschmerzen, Leistungsabfall und Lustlosigkeit verantwortlich. Durch den Sauerstoffmangel werden Entzündungsmechanismen in Gang gesetzt (oxidativer Stress, Zytokine), die unter anderem die Gefäße schädigen. Bei fast allen Patienten liegt eine dauerhaft erhöhte Anspannung des vegetativen Nervensystems vor. Das SAS ist häufig mit einer verminderten Insulinwirkung, Diabetes mellitus, Bluthochdruck, Herzrhythmusstörungen, Herzinfarkt und Schlaganfall verbunden. Je mehr die Patienten schnarchten, desto größere Gefäßschäden zeigten sich in der Halsschlagader, wie eine Untersuchung ergab. Je weniger Sauerstoff ihnen zur Verfügung stand, desto schlechter war ihre geistige Leistungsfähigkeit. In Einzelfällen kann ein schwerwiegender nächtlicher Sauerstoffmangel im Rahmen eines Schlafapnoe-Syndroms demenzähnliche Krankheitsbilder verursachen, die sich nach erfolgreicher Behandlung zurückbilden. Die Symptome werden durch Erschöpfung, Alkohol, Schlaftabletten, Nikotin, aber auch durch Allergien und anders verursachte Behinderungen der Atmung verschärft.

Wechselwirkungen von Schlafapnoe-Syndrom, Herz-Kreislauf-Erkrankungen und Übergewicht.

Gelingt es, die Schlafapnoe in den Griff zu bekommen, so kommt auch der Stoffwechsel wieder in Gang: Das Gewicht sinkt, die unspezifischen Entzündungsreaktionen nehmen ab, Herz und Gefäße sind weniger Stress ausgesetzt.

Die Behandlung besteht akut in nächtlicher Seitenlage („mit Rucksack ins Bett"), Vermeiden von Alkohol und Nikotin, absolutes Verbot von Schlafmitteln. Wichtig sind danach regelmäßiger Schlaf-Wach-Rhythmus, konsequente Gewichtsreduktion, bei angeschwollenen Nasenschleimhäuten gegebenenfalls zeitweise Nasensprays. Manche behaupten, dass Lärm am Tage mit Gesangsunterricht und Blasmusik (bevorzugt Didgeridoo – dafür gab es sogar den alternativen „Ig-Nobelpreis") nächtliches Schnarchen und Atempausen günstig beeinflusse.

Bewährt hat sich bei den meisten Patienten die nächtliche Beatmung mit ständigem leichtem Überdruck, abgekürzt CPAP (Englisch „continuous positive airways pressure"), um ein Zusammenfallen und Blockieren der Atemwege bei der Einatmung zu verhindern. Diese Beatmung ist für die Nervenzellen im Gehirn überlebenswichtig und macht schlank. Praktisch sieht das so aus, dass auf dem Nachtkästchen noch ein kleines, schnaufendes Kästchen steht, das über einen Schlauch und eine Atemmaske zart mit atmet und mit sanftem Überdruck die Atemwege auch beim Einatmen offen hält. Anfangs schwer zu glauben, aber die meisten Patienten gewöhnen sich rasch daran, und der Erfolg lässt nicht lange auf sich warten.

Schlaftagebuch und Somnographie

Jede Untersuchung kann auch Nebenwirkungen entfalten und die scheinbar harmlosesten Empfehlungen können mitunter erhebliche Folgen zeitigen. Man sollte sich das Führen eine Schlaftagebuchs also zweimal überlegen. Dient es dazu, das Schlafdefizit greifbar zu machen, oder steigert sich der Patient dadurch nur noch mehr in seine Misere hinein? Wer dem gewachsen ist und

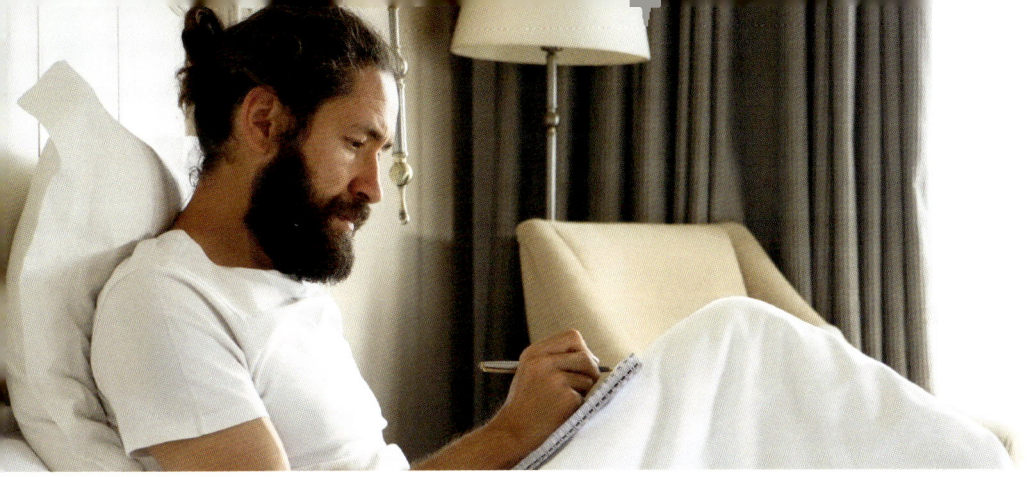

In einem Tagebuch kann man die Wachphasen der Nacht dokumentieren. Das ist jedoch nicht für jeden Patienten sinnvoll.

kein Hypochonder in ständiger Beweisnot, der kann mit einem sachlich geführten Tage- bzw. Nachtbuch tatsächlich dazu beitragen, die Probleme im Verlauf sachlich darzustellen.
Ob man zusätzlich mit modernen technischen Finessen selbst seine Körperfunktionen und -bewegungen im Schlaf oder Nicht-Schlaf aufzeichnen will, möge man sich vorher auch mehrfach durch den Kopf und möglichst wieder hinaus gehen lassen (unten mehr dazu).

Seltsamste Auswirkungen kann sogar die bei großen Problemen sinnvolle professionelle Polysomnographie mit sich bringen. Klebeelektroden am ganzen Haupt, dazu EKG und eine Aufzeichnung von Atem-, Arm- und Beinbewegungen, das fremde Bett, die ganz ungewohnte Umgebung und vor allem das Gefühl, die ganze Nacht beobachtet zu werden, lassen keinerlei Hoffnung aufkommen, dass man ausgerechnet in dieser artifiziellen Labornacht einigermaßen zur Ruhe kommen könne. Doch mitunter geschieht das paradoxe Wunder: Ausgerechnet unter diesen befremdlichen Bedingungen schläft man ausnahmsweise viel besser als zu Hause. Peinlich! Aber psychologisch einigermaßen zu erklären: Bei dem Tapetenwechsel gilt einfach „neues Spiel, neues Glück". Immerhin bestünde dann der Lerneffekt darin, zu erkennen, dass Schlaf im Prinzip wieder möglich sein kann. Oft finden sich aber die erwarteten Anhaltspunkte dafür, dass der Schlaflose recht hat: Die Nacht im Labor ist unübersehbar unerquicklich verlaufen. Verzögertes Einschlafen, wiederholtes Erwachen – und dennoch zwischendurch Phasen mit Tief- oder Traumschlaf, die man so nicht für möglich hielt.

Kapitel IV

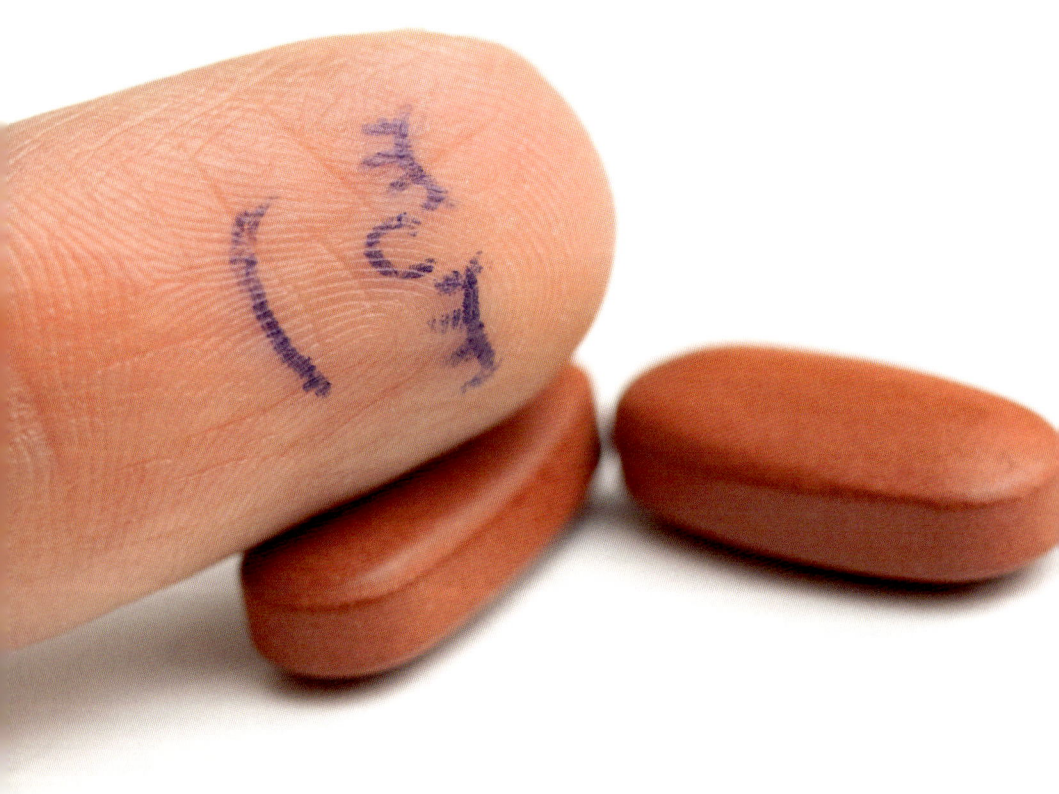

Tabletten und Technik

Hier ist ein Fläschchen
Drei Tropfen nur in ihren Trank umhüllen
Mit tiefem Schlaf gefällig der Natur.

Faust zu Gretchen für deren Mutter
(frühe Erwähnung von K.-o.-Tropfen aus Goethes Feder)

Medikamente können für den Schlaf hilfreich sein und sind mitunter geradezu notwendig, zumindest für kurze Zeit. Medikamente braucht es auch oft, um die Grund- und Begleiterkrankungen von Schlafstörungen zu behandeln, also Angst, Depression, beginnende Psychosen oder relevante körperliche Erkrankungen. Weit wichtiger ist jedoch die Information der Betroffenen über die Natur der Schlafstörungen und den richtigen Umgang damit: von einfachen Maßnahmen der Schlafhygiene bis hin zum Entspannungstraining für jene, die sich dafür interessieren und eignen.

Die ganz kurzzeitige Gabe von Beruhigungsmitteln, Sedativa in akuten Ausnahmesituationen kann legitim erscheinen. Zu bedenken ist jedoch generell, dass sich rasch eine Toleranz mit hohem Abhängigkeitspotenzial entwickelt, die Gefahr für Stürze steigt und diese Mittel die empfindliche Schlafarchitektur zerstören – mit erheblichen Konsequenzen für die Hirngesundheit. Viele Menschen sind bereits süchtig, ohne es zu wissen oder ohne sich dies eingestehen zu wollen. Tatsache ist leider auch, dass Ärzte fast 60 Prozent der Patienten mit Schlafstörungen bereits nach einem ersten Gespräch Schlafmittel verordnen.

Ein häufiger, legitimer Grund zur Gabe von Beruhigungsmitteln bei akuter Belastung und den damit verbundenen Schlafstörungen ist die vor allem bei älteren Menschen verbreitete Benzodiazepin-Abhängigkeit. Eine akute Krankenhauseinweisung, eine bevorstehende Operation oder die gerade erfolgte Aufnahme ins Altenheim sind keine geeigneten Zeitpunkte für ein plötzliches Absetzen lange gewöhnter Beruhigungsmittel.

Apotheke und Natur

Medikamente aus der Apotheke der Natur für besseren Schlaf sind rezeptfrei erhältlich. Sie sind vielleicht wirklich wirksam, selbst wenn dafür bisher nur wenige wissenschaftlich seriöse Nachweise vorliegen. Weit verbreitet ist unter uns Menschenkindern der feste Glaube, in der Natur finde sich für alle unsere Beschwerden auch ein geeignetes Kraut. Hier einige Beispiele:

Baldrian (Valeriana officinalis): wird v.a. bei unruhiger Anspannung empfohlen. Es gibt Berichte über ein schnelleres, besseres Einschlafen (kürzere Schlaflatenz) und eine verbesserte Schlafqualität. Bei einer zu niedrigen oder auch zu hohen Dosierung wird gelegentlich von einer sogenannten paradoxen Wirkung, also vermehrter Unruhe berichtet.

Cannabis (Cannabis sativa etc.): Unterschiedliche Präparate sind in Gesellschaft und Medizin teilweise aus fadenscheinigen Gründen wieder auf dem Vormarsch. Gegen eine vorsichtige und gezielte Anwendung in der Palliativmedizin gibt es keinen Einwand. Vor einem Einsatz bei Schlafstörungen warne ich jedoch dringendst, auch wenn manche Medien sowie Teile der Politik und Pharmaindustrie dem freien Haschisch für freie Bürger viel Freiraum gewähren. Vernünftige, wissenschaftlichen Ansprüchen genügende klinische Studien über Wirkungen und Nebenwirkungen des sogenannten „medizinischen" Cannabis fehlen. Fatale Folgen des Cannabiskonsums sieht der Psychiater jedoch jeden Tag in seiner Praxis.

Hopfen (Humulus lupulus): hat eine unbestreitbar schlaffördernde Wirkung, wie ein Selbstversuch mit alkoholfreiem Bier bei vielen Menschen überzeugend belegen kann. Was wirkt, hat auch Nebenwirkungen, und die können von vermehrtem nächtlichem Harndrang, über erhöhte Sturzneigung bis zu Hangover reichen. Es ist zu bedenken, dass auch alkoholfreies Bier geringe Mengen an Alkohol enthält, damit besondere Gefahren für trockene Alkoholiker birgt und nur in moderaten Mengen konsumiert werden soll.

Johanniskraut (Hypericum perforatum): in erster Linie ein leichtes Mittel gegen leichte depressive Verstimmungszustände, und dies ist ausnahmsweise wissenschaftlich solide abgesichert. Neben Wechselwirkungen mit anderen Psychopharmaka muss aber auch vor einer Lichtüberempfindlichkeit gewarnt werden, die

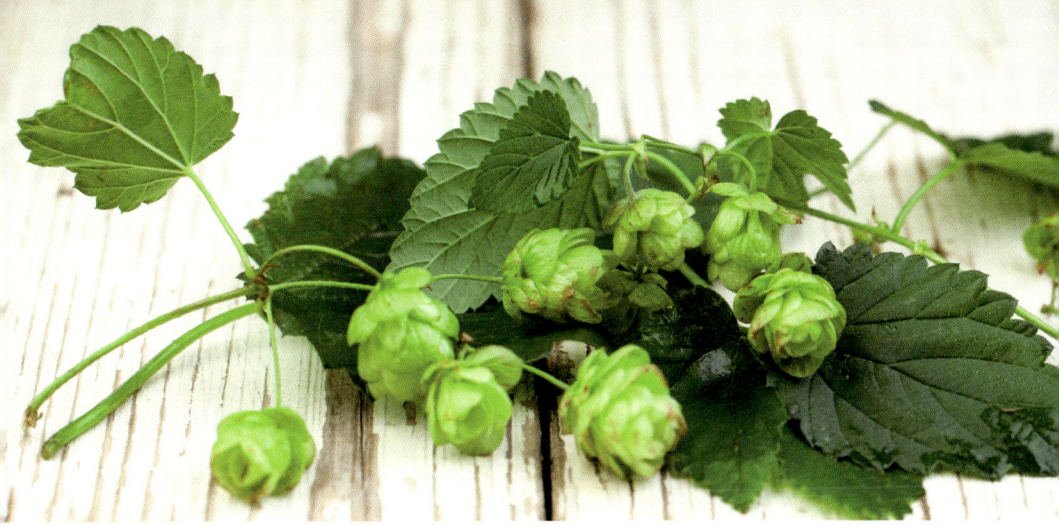

Bis heute weiß niemand genau, welche Inhaltsstoffe des Hopfens für seinen müdemachenden Effekt verantwortlich sind.

bereits bei kurzer Sonnenlicht- oder Sonnenstudioexposition zu Hautproblemen führen kann.

Kava (Piper methysticum): Rauschpfeffer zur rituellen Verwendung auf den Fidschi-Inseln und Umgebung. Von der Verwendung ist dringend abzuraten. Über erhebliche Nebenwirkungen bis zum Leberversagen wurde berichtet. Aus diesem Grund ist es in Deutschland seit einigen Jahren nicht mehr auf dem Markt. Dubiose Internetquellen scheren sich jedoch nicht um solche Bedenken.

Lavendel (Lavandula angustifolia): gilt als leicht angstlösend und schlaffördernd.

Melisse (Melissa officinalis): wie Lavendel leicht angstlösend und schlaffördernd. Vor Melissengeist muss ich jedoch warnen. Er enthält höchstprozentigen Alkohol (80 Prozent)! Selbst geringe Mengen, auf Würfelzucker genossen, führen zum raschen Rausch und bei fortgesetzter hoher Zufuhr zuverlässig zu Alkoholismus, Schenkelhalsbruch oder sozialem Absturz im Altenheim.

Passionsblume (Passiflora incarnata): wie Lavendel und Melisse leicht angstlösend und schlaffördernd.

Baldrian, Hopfen, Johanniskraut, Lavendel, Melisse und Passionsblume kommen mit dem Segen Hildegards von Bingen aus der

Apotheke der Natur. Dieser Zauber ist oft von einem kräftigen Placebo-Effekt nicht zu unterscheiden. Dies und die Lobby breiter Bevölkerungsschichten mögen Gründe dafür sein, dass Herstellern und Anbietern keine gediegenen Wirksamkeitsstudien abgenötigt wurden, wie dies bei wissenschaftlich sauber entwickelten und chemisch reinen Substanzen die Regel wäre.

Ein Problem aller Phytopharmaka, also von Medikamenten, die aus Pflanzen extrahiert werden, ist deren unübersichtlich vielfältige Zusammensetzung. Es handelt sich dabei nicht um chemische Reinsubstanzen, deren Wirkungen und Nebenwirkungen leichter systematisch vom Labor bis zum lebenden Menschen geprüft werden können, sondern um Gemische unterschiedlicher Naturstoffe mit wechselnden Mengenanteilen. Entsprechend schwerer sind ihre entscheidenden Wirkungen auf das menschliche Gehirn und Befinden zu untersuchen (siehe Tabelle auf Seite 49). Dabei gibt es durchaus einige seriöse Anbieter, die allen methodischen Schwierigkeiten zum Trotz große Mühen auf sich nehmen, Wirkungen und Nebenwirkungen sorgfältig zu untersuchen. Sie streben bei den Präparaten größtmögliche Reinheit und Standardisierung an.

Insgesamt gibt es keine befriedigende Studienlage und keine überzeugenden Meta-Analysen, also kritische Zusammenfassungen mehrerer Untersuchungen, die zweifelsfrei belegen könnten, dass Phytopharmaka deutlich wirksamer sind als Scheinmedikamente, sogenannte Placebos. Es kann allerdings auch sein, dass gerade bei der Untersuchung fast schon magischer Substanzen der Placebo-Effekt derart groß ist, dass sich eine darüber hinausgehende, „echte" pharmakologische Wirkung gar nicht mehr darstellen ließe. Hier stellt die Psyche die Chemie in den Schatten.

Aber: Vorsicht mit scheinbar harmlosen pflanzlichen Arzneimitteln in höherem Lebensalter! Phytopharmaka können den Stoffwechsel anderer notwendiger Medikamente in der Leber so verändern, dass sie durch rascheren Abbau unwirksam werden oder durch verzögerte Verstoffwechselung auf giftige Konzentrationen ansteigen. Auch das Weglassen von länger angewendeten pflanzlichen Arzneimitteln kann Probleme bereiten: Der Stoffwechsel normalisiert sich, was dazu führen kann, dass die Konzentration von anderen Medikamenten, die man regelmäßig ein-

Pflanzliche Arzneimittel und ihre Wirkung bei Schlafstörungen

Name Botanische Bezeichnung	Mechanismen unter anderem	Mögliche sonstige Verwendung bei
Baldrian Valeriana officinalis	GABA-Modulator Serotonin-Agonist	Angst Anspannung Entzug
Hopfen Humulus lupulus	GABA-Modulation Melatonin-Rezeptor-Modulator	(Genussmittel)
Johanniskraut Hypericum perforatum	SSRI, SDRI Serotonin-, Dopamin-Agonist	Depression
Lavendel Lavandula angustifolia	GABA-Modulation	Angst Anspannung Depression
Melisse Melissa officinalis	Hemmt GABA-Abbau	Angst Anspannung
Passionsblume Passiflora incarnata	GABA-Agonist Benzodiazepin-Rezeptor Agonist	Angst

Nur teilweise lassen sich die sehr facettenreichen Wirkungen der pflanzlichen Arzneimittel auf das menschliche Zentralnervensystem klären. Die Angaben in der Tabelle sind daher stark vereinfacht. „GABA" steht für gamma-Amino-Buttersäure, den hauptsächlichen beruhigenden Botenstoff im menschlichen Gehirn. Ein Serotonin-„Agonist" wirkt ähnlich wie der entspannende Botenstoff Serotonin selbst. Ein „SSRI" ist ein Serotonin-Wiederaufnahme-Hemmer, „SDRI" ein Serotonin-Dopamin-Wiederaufnahme-Hemmer. Beide verstärken die Wirkung des körpereigenen Botenstoffs Serotonin, bzw. von Serotonin und Dopamin.

nimmt, trotz gleicher Tagesdosis auf giftige Werte ansteigt oder in unwirksame Bereiche absackt.

Vergleichsweise harmlos scheinen Hopfen, Lavendel und Passionsblume zu sein. Jedoch kann bei Patienten, die mehrere Medikamente gleichzeitig verwenden, auch ein kleiner Tropfen das Fass zum Überlaufen, also die Konzentration dieser anderen Medikamente aus dem Gleichgewicht bringen, was deren Wirkungen verändert und Nebenwirkungen auslösen kann. Das heißt: Keine Einnahme pflanzlicher Arzneimittel auf eigene Faust. Besprechen Sie diese unbedingt mit dem Arzt, der die anderen, möglicherweise lebensnotwendigen Medikamente verschreibt.

Abhängigkeit und Chemie

Hinsichtlich ihrer Wirksamkeit bedeuteten die chemisch reinen und klinisch geprüften Narkotika einen deutlichen Fortschritt gegenüber den pflanzlichen Extrakten. Aber auch deren heftige Nebenwirkungen sind keinesfalls zu unterschätzen.

Altsubstanzen

Brom: Bei den ersten industriell gefertigten Schlafmitteln handelte es sich um Bromverbindungen. Sie waren wirksam mit potenziell tödlichen Nebenwirkungen.

Barbiturate: Hochwirksame Hochrisikopräparate mit verlässlichem Hangover wegen ihrer langen Wirkdauer und mit teils tödlichem Ausgang. Nicht mehr als Schlafmittel zugelassen.

Chloralhydrat: im 19. Jahrhundert entwickelt und gleich sehr populär. Aus der Mode gekommen, weil es sich wegen der sehr langen Wirkdauer im Körper anhäufen kann. Das bringt Hangover, Herz-Kreislauf-Nebenwirkungen und eine erhebliche Suchtgefahr (Chloralismus) mit sich.

Alpha-Phthalimido-Glutarimid, das – scheinbar – ideale Schlafmittel: Idealerweise sollte ein Schlafmittel zuverlässig wirken und möglichst wenige Neben-, Wechsel- und Nachwirkungen haben: gut ein- und durchschlafen ohne störende Beschwerden und ohne Einfluss auf andere Medikamente. Am nächsten Morgen wacht man pünktlich und gut erholt auf. Ganz einfach. Und das gibt es bis heute einfach nicht.

Dabei darf allerdings nicht übersehen werden, dass es das – fast – ideale Schlafmittel schon einmal gab: „das erste Brom-freie Schlaf- und Beruhigungsmittel ohne größere Nebenwirkungen", ohne irgendeinen Hinweis auf nachteilige Effekte im Tierversuch und bei den ersten behandelten Patienten. Es verbesserte sowohl die REM-, als auch die Tiefschlafphasen III bis IV. Das Medikament erwies sich auch als wirksam bei der Behandlung der morgendlichen Übelkeit in der Schwangerschaft. Eingeführt wurde es 1957 unter dem Namen Contergan. Es dauerte viele Jahre, bis klar wurde, dass es sich doch nicht um das nahezu ideale Medikament handelte: Viele Kinder von schwangeren Verwenderinnen erlitten dadurch Fehlbildungen.

L-Tryptophan (z.B. Kalma®, Ardeydorm®): scheint eigentlich nur ein harmloses Nahrungsergänzungsmittel zu sein, das im Gehirn zum wirksamen Serotonin umgebaut wird. L-Tryptophan ist allerdings in Verruf geraten, da es Kopfschmerzen, Schwindel, Übelkeit und Lichtempfindlichkeit verursachen und die Entwicklung von Diabetes begünstigen kann. Bei Leber- und Nierenerkrankungen darf es nicht eingenommen werden. Die Verwendung ist aber vor allem deshalb eingeschränkt, da es bei gleichzeitiger Verordnung von anderen Antidepressiva (z.B. SSRI) zu deutlichen Wechselwirkungen kommen kann.

Alte Antidepressiva: Amitriptylin (z.B. Saroten®); Doxepin (z.B. Aponal®); Opipramol (z.B. Insidon®); Trazodon (z.B. Thombran®); Trimipramin (z.B. Stangyl®) – anerkannt wirksam bei einer depressiven Erkrankung, wenngleich mit verzögertem Wirkeintritt. Es können sich allerdings rasch Nebenwirkungen einstellen, die von Kopfschmerzen, Verschwommensehen, Mundtrockenheit und Verstopfung bis zu EKG-Veränderungen und Verwirrtheit reichen. Bei älteren Patienten verboten! Bei ansonsten gesunden Menschen unter 50 Jahren kann der Arzt eine niedrige Dosis Trimipramin zur Behandlung der Insomnie in Betracht ziehen. Patienten, die seit vielen Jahr(zehnt)en gute Erfahrungen mit dem trizyklischen Antidepressivum Trimipramin gemacht haben, geraten ab 50 in ein Alter, in dem ihr Körper nicht mehr ausreichend Acetylcholin bildet, um die „verwirrenden" Nebenwirkungen dieser Substanz abzufedern, und werden verwirrt.

Alte Antipsychotika: Chlorprothixen; Levomepromazin, Melperon, Promethazin, Pipamperon, Prothipendyl – vertretbar allenfalls

Viele Schlafmittel lassen in ihrer Wirkung nach, wenn sie über längere Zeit eingenommen werden.

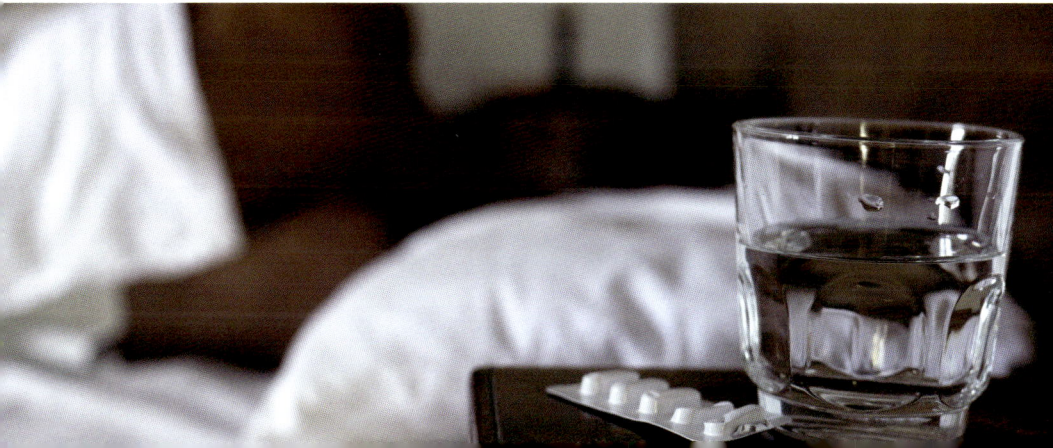

in den Händen eines Spezialisten alter Schule, möglichst nur während einer stationären Behandlung. Keine dieser alten Substanzen hat einen kritischen Zulassungsprozess nach heutigen Standards durchlaufen.

Clomethiazol: sehr gut gegen Krampfanfälle, Erregungszustände und Schlaflosigkeit, gegen die es zuverlässig und stark hilft. Unter gut überwachten, möglichst intensivmedizinischen Bedingungen bietet das Medikament Vorteile in der Behandlung von Verwirrtheitszuständen älterer Menschen und von Entzugsdelirien jüngerer Alkoholiker. Die Patienten gewöhnen sich jedoch sehr schnell daran: Innerhalb weniger Tage brauchen sie höhere Mengen, um die gleiche Wirkung zu erzielen. Und dann besteht noch die Gefahr von akuter Verschleimung, Atemstillstand und Kreislaufversagen. Nur bei strengster Indikationsstellung (und schon gar nicht bei einer Insomnie)! In kürzester Frist entwickelt sich zuverlässig eine Sucht! Nur zur Notfallbehandlung! Der Wirkstoff ist nur mit intensiver ärztlicher Überwachung in Kliniken anzuwenden!

gamma-Butyro-Lacton (GBL): bewährte K.-o.-Tropfen mit unberechenbaren Beziehungen von Konzentrationen, Symptomen und schweren Komplikationen.

gamma-Hydroxy-Buttersäure (GHB): sehr gefährlich, illegale Rauschdroge, hohes und schnelles Abhängigkeitspotential, prompt suchterzeugend, K.-o.-Tropfen .

Propofol: nur in den Händen eines erfahrenen Anästhesisten ein zuverlässiges Narkotikum mit Wirkung auf den GABA-Rezeptor. Als Hausmittel absolut verboten! Michael Jackson hat den Gebrauch nicht überlebt.

Schlafmittel – einige Opfer
Jean Améry, Autor (1912–78), Uwe Barschel, Politiker (1944–87), Dalida, Sängerin (1933–87), Brian Epstein, Beatles-Manager (1934–67), Rainer Werner Fassbinder, Regisseur (1945–82), Judy Garland, Sängerin (1922–69), Gustaf Gründgens, Schauspieler (1899–1963), Jimi Hendrix, Musiker (1942–70), Michael Jackson, Sänger (1958–2009), Klaus Mann, Autor (1906–49), Marylin Monroe, Schauspielerin (1926–62), Kurt Tucholsky, Schriftsteller (1890–1935), Stefan Zweig, Schriftsteller (1881–1942) u.v.a.

Benzodiazepine und ihre Verwandten

Benzodiazepine ersetzen den dämpfenden Botenstoff GABA, den das Gehirn dann prompt nicht mehr selbst herstellt. Für die Kurzzeitbehandlung bis zu vier Wochen erkennen medizinische Leitlinien die Wirksamkeit von Benzodiazepinen und sogenannten Z-Substanzen bei Insomnie an. Eine Verordnung für kurze Zeit empfehlen sie allerdings nur, wenn einfache, aber konsequent eingesetzte verhaltenstherapeutische Maßnahmen allein nicht ausreichen (siehe nächstes Kapitel).

Zugegeben, Benzodiazepine sind auch nach mehreren Tagen bzw. Nächten immer noch wirksam, wenngleich nicht mehr so stark. Schon nach wenigen Nächten muss der Patient die Dosis steigern, um noch die gleiche Wirkung zu erzielen („Toleranzentwicklung"). Das Risiko einer Tablettenabhängigkeit ist umso größer, je schneller und je kürzer diese „Schlafmittel" wirken. Dem schnellen Anfluten der Droge beim Einnehmen des Medikaments folgen nach immer kürzer werdender Frist Unruhe, Anspannung und Angst bis hin zur Verwirrtheit. Über die Hälfte derjenigen, die Benzodiazepine einnehmen, verwenden diese auch noch zehn Jahre später. Mehr als eine Million Menschen in der Bundesrepublik sind Benzodiazepin-abhängig. Die Risiken der Z-Substanzen und der rezeptfreien Mittel aus der Gruppe der sogenannten Antihistaminika sind ähnlich groß. Je länger und höherdosiert die Einnahme, desto gravierender der Entzug.

Kurzwirksame Benzodiazepine: Brotizolam, z.B. Lendormin®; Midazolam, z.B. Dormicum®; Triazolam, z.B. Halcion®
Mittellangwirksame Benzodiazepine: Bromazepam, z.B. Lexotanil®; Lorazepam, z.B. Tavor®; Lormetazepam, z.B. Noctamid®; Oxazepam, z.B. Adumbran®; Temazepam, z.B. Planum®
Langwirksame Benzodiazepine: Flunitrazepam, z.B. Rohypnol®; Flurazepam, z.B. Dalmadorm®; Nitrazepam, z.B. Mogadan®
H1-Antihistaminika: Diphenhydramin, z.B. Betadorm®, Halbmond®, Vivinox®; rezeptfrei. Doxylamin, z.B. Hoggar night®, Schlafsterne®, Schlaftabs®; rezeptfrei. Hydroxycin, z.B. Atarax®
Z-Substanzen: Zolpidem, z.B. Stilnox®; Zopiclon, z.B. Ximovan®

Zopiclon ist das derzeit meist verordnete Schlafmittel in Deutschland, gefolgt von Doxylamin, Zolpidem, Lorazepam und Diphenhydramin. Die kurz wirksamen Benzodiazepine führen am schnellsten in die Abhängigkeit. Länger wirkende Substanzen verursachen wegen der anhaltenden Müdigkeit am Tag häufiger Verkehrsunfälle und Stürze mit Hüftgelenksfrakturen und langen Krankenhausaufenthalten. Die Nebenwirkungen von Benzodiazepinen, Antihistaminika und Z-Substanzen sind vielfältig. Sie umfassen Schwindel, Tagesmüdigkeit, eingeschränkte geistige Leistungsfähigkeit bis zum Bild der sogenannten „Pseudo-Demenz". Dieses Krankheitsbild ist von einer echten Demenz nur durch gezielte Hirnuntersuchungen zu unterscheiden. Nicht immer bilden sich diese Symptome nach dem Absetzen oder Entzug dieser Substanzen restlos zurück. Der Entzug kann nach längerem Gebrauch mehrere quälende Monate in Anspruch nehmen – sofern er überhaupt gelingt. Bei den Z-Substanzen wurde neben Tagesmüdigkeit und beeinträchtigter Fahreignung auch über ein Fahren in schlaftrunkenem Zustand berichtet („sleep driving"). Daneben kann es bei Z-Substanzen zu Angst und Stimmungsveränderungen, angeblich sogar zu Halluzinationen kommen. Fachleute diskutieren ein erhöhtes Krebsrisiko. Zudem gibt es Hinweise darauf, dass nicht nur die Schlafstörungen als solche, sondern zusätzlich noch die Behandlung der Schlafstörungen mit Benzodiazepinen etc. das Demenzrisiko steigern.

Schlafmittel stören die Schlafarchitektur

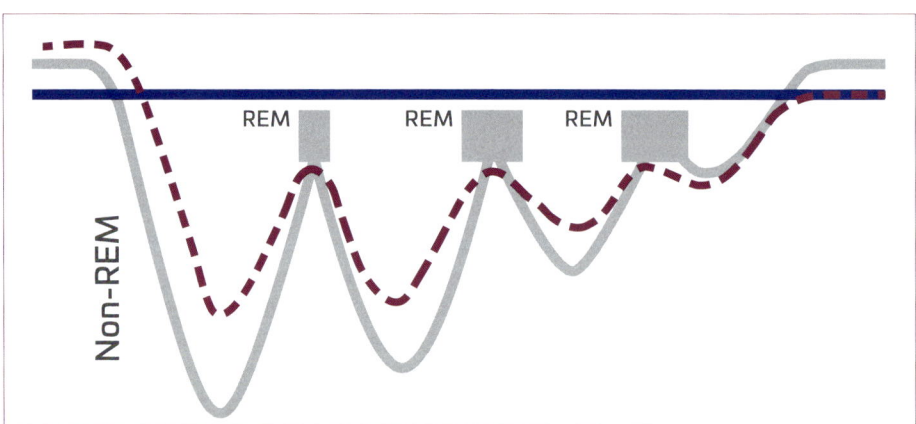

Veränderte Schlafarchitektur bei Benzodiazepin-Gebrauch mit Reduktion der tiefen non-REM- und der REM-Phasen (rot gestrichelt) im Vergleich zum gesunden Schlaf (durchgezogene graue Linie). Die Darstellung verdeutlicht, dass es sich hierbei nicht um natürlichen Schlaf handelt, sondern um eine beeinträchtigte Schlafarchitektur mit verminderten REM- und Tiefschlafphasen.

Alternativen und Erwartungen

Dem aufmerksamen und anfänglich hoffnungsfrohen Leser drängte sich in den letzten Absätzen schon der Verdacht auf, es könne am Ende gar kein unverfängliches, vollends heilsames, rundum bekömmliches, wärmstens ans Herz zu legendes Schlafmittel geben. In der Tat, so ist es. Schlaf ist ein fein regulierter, hoch komplizierter Prozess und damit viel zu diffizil um mit unseren groben Mitteln zurechtgebogen oder gar optimiert zu werden. Im Gegenteil: Der subtile Rhythmus von Tiefschlaf und Traumschlaf wird durch die sogenannten „Schlafmittel" gestört. Nach sorgfältiger Prüfung von Für und Wider lassen sich aber die folgenden verhaltenen Empfehlungen aussprechen:

Verfügbare Alternativen:

Quetiapin (z.B. Seroquel®): Eigentlich handelt es sich hierbei um ein atypisches Antipsychotikum, das also ursprünglich zur Behandlung von den Symptomen einer Schizophrenie entwickelt wurde. In sehr niedriger Dosierung gilt es fast schon als Allzweckwaffe gegen quälende Gedanken, schlechte Stimmung und vor allem schlechten Schlaf. Es besteht keine Gefahr einer körperlichen Abhängigkeit. Denn die Substanz belohnt denjenigen, der sie einnimmt, nicht unmittelbar mit wohliger Entspannung und überzeugender Müdigkeit. Nachteile: Hangover am nächsten Morgen, EKG muss beachtet werden, Blutdrucksenkung, daher vorsichtig von Bettkante und Stuhl aufstehen, sonst könnte es schwarz vor Augen werden.

Mirtazapin (z.B. Remergil®): mit einer niedrigen Dosis zur Nacht ein beruhigendes Antidepressivum ohne verführerisch belohnenden Effekt und ohne anticholinerge Wirkung. Leider kann es gelegentlich zu unruhigen Beinen (Restless Legs, siehe Glossar) und zu einer Gewichtszunahme kommen. Sowohl mit Quetiapin, als auch mit Mirtazapin bleibt die Schlafarchitektur erhalten. Bei vielen Patienten ist zu überlegen, ob die gleichzeitige depressive Verstimmung eine entschlossene antidepressive Behandlung rechtfertigt, da die Schlafstörung meist nicht allein besteht.

Melatonin (Circadin®): Melatonin wirkt auf den die Melatonin-Rezeptoren MT1 und MT2. Bei älteren Menschen nimmt die Melatonin-Produktion ab. Das Handelspräparat mit verzögerter Melatonin-Freisetzung ist zur kurzzeitigen Behandlung von primärer Insomnie bei Menschen über 55 Jahren zugelassen. Es kann ein bis zwei Stunden vor dem Zubettgehen eingenommen werden. Auf Alkohol muss verzichtet werden. Melatonin scheint die Einschlafzeit und Schlafqualität zu verbessern. Als Nebenwirkungen berichten Verwender über Erschöpfungszustände, Schwindel, depressive Verstimmung, Geschmacksstörungen und verändertes Verhalten wie Autofahren im Schlaf und Kopfschmerzen. Es gibt auch Hinweise darauf, dass sich Melatonin zur Migräneprophylaxe eignen kann.

Agomelatin (Valdoxan®): Dies ist ein mit dem Melatonin verwandtes Antidepressivum mit leicht beruhigender und schlaffördernder Wirkung. Es normalisiert die Stimmung, verkürzt die Einschlafzeit, verbessert die Schlafqualität und synchronisiert die unterschiedlichen zirkadianen Rhythmen. Es ist derzeit noch nicht abschließend geklärt, ob die Einnahme der Substanz ein erhöhtes Risiko für Lebererkrankungen mit sich bringt.

Das ideale Schlafmittel stört die Architektur der Schlafphasen nicht. Das sorgt für eine erholsame Nachtruhe und einen guten Morgen.

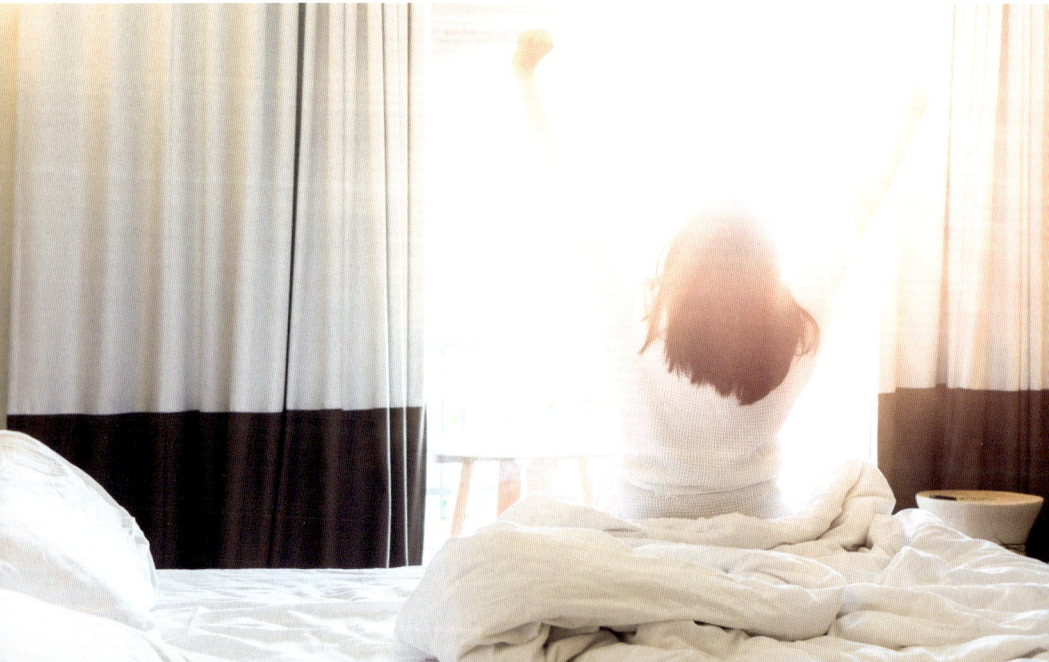

Künftige Erwartungen

Tasimelteon (Hetlioz®): zugelassen zur Behandlung eines „Nicht-24-Stunden-Schlaf-Wach-Syndroms (Non-24)" bei blinden Erwachsenen. Die Substanz zeichnet sich durch eine stärkere Bindung an den Melatonin-Rezeptor MT2 im Vergleich zum MT1 aus und könnte auch bei Sehenden zu einer Verbesserung der 24-Stunden Rhythmisierung beitragen und die Schlafdauer verlängern.

Ramelteon: Ein Melatonin-Rezeptor-Agonist. Er wirkt wie Melatonin auf die MT1- und MT2-Rezeptoren, senkt die Blutfette und ist möglicherweise geeignet, das Auftreten von Verwirrtheitszuständen zu verhindern. Der Wirkstoff ist in der EU noch nicht zugelassen.

Suvorexant: Dabei handelt es sich um einen Orexin-Rezeptor-Antagonisten. Orexin treibt zur Nahrungsaufnahme. Günstige Wirkungen auf die Einschlafzeit, die gesamte Schlafzeit, Durchschlafen und Schlafqualität wurden beschrieben. Ob neu entwickelte Orexin-Rezeptor-Antagonisten (Suvorexant, Lemborexant) gut verträglich und länger eingeführten Sedativa überlegen sind, bleibt dahingestellt. Suvorexant wirkt kaum auf den non-REM-Tiefschlaf. Es fördert jedoch die REM-Phasen mitunter in einem Maße, das zum unerwünschten, sogenannten sleep-onset-REM führen kann und damit im besonders ungünstigen Fall zu Narkolepsie-ähnlichen Zuständen mit Halluzinationen beim Aufwachen, Schlaflähmungen und auffälligen Verhaltensweisen wie Fahren im Schlaf. Ebenso ergaben sich Hinweise auf anhaltende Schläfrigkeit, Angstsymptome, depressive Verstimmung, Konzentrations- und Merkfähigkeitsstörungen.

Vorteil der Substanz Suvorexant sind zum einen eine mögliche Wirksamkeit auch bei dementen Patienten mit Schlafstörungen und zum zweiten kein Auftreten von Absetzsymptomen nach einjährigem Gebrauch, also keine körperliche Abhängigkeit. Suvorexant soll 30 Minuten vor dem geplanten Einschlafen eingenommen werden und mindestens sieben Stunden vor dem Aufstehen, da es ansonsten wegen der langen Wirkdauer zu einem Hangover kommen kann. Die Einnahme bestimmter Antibiotika oder von Grapefruitsaft kann den Abbau von Suvorexant in der Leber beeinträchtigen. Das Medikament ist in der Deutschland nicht zugelassen.

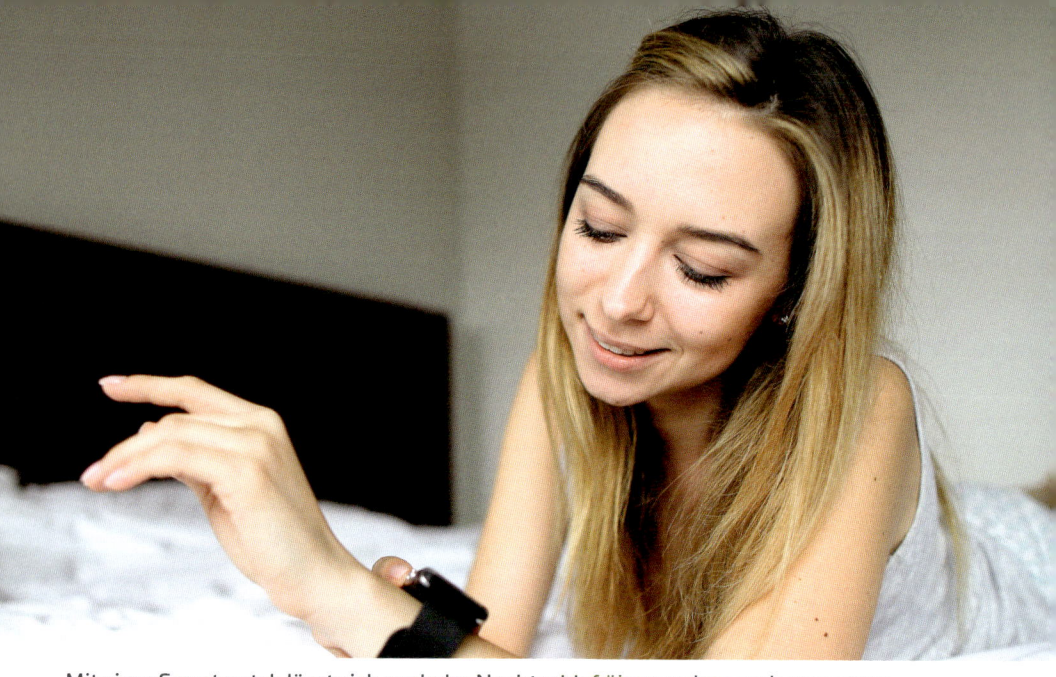

Mit einer Smartwatch lässt sich auch der Nachtschlaf überwachen und vermessen.

Licht, Luft, Wärme, Wasser – und Somnotechnik

Wie wichtig die richtige Helligkeit beziehungsweise Dunkelheit, Atmosphäre und Lautstärke, Raumtemperatur, und Luftfeuchtigkeit für eine gelungene Nacht sind, erwähne ich jetzt an dieser Stelle schon einmal, erkläre es aber im nächsten Kapitel. Umgebungsbedingungen wie Licht, Luft und Wärme lassen sich einfach einstellen und sind von modernsten Entwicklungen zwischen Technik und Esoterik nicht zu übertreffen.

Das Wasserbett wurde einst als großer Fortschritt gelobt, erwies sich jedoch oft als ständig schaukelnder Unruheherd, nicht gänzlich frei von Gefahren. Ein Lotus Rückfluss-Wasserplätscherer in fernöstlichem Design mag dem, der sich dorthin sehnt, gute Dienste leisten und harmoniert perfekt mit der Himalaya-Salzkristalllampe. Das „Einschlaf-Kissenspray" mit Lavendel und anderen ätherischen Ölen ist nah an Natur und Pharmakologie, verbraucht keinen Strom und verursacht keinen Wasserschaden. Noch erdverbundener wäre das Relax-Kissen mit Zirbenfüllung.

Für Technik-Freaks ist jeder Nonsens erlaubt, solange sie nicht unter Schlafstörungen leiden. Sonst verwandeln sich schicke Gadgets in Stressmaschinen:

Akzelerometer aller Art wie Fitness-Tracker, Smartwatch, Smartphone Apps zur Schlafanalyse und Schlafphasenwecker; der Pillow-Talk-Unterkissen-Lautsprecher (wenn nicht für besseren Schlaf, dann immerhin für Lateinvokabular oder Verbesserung der chinesischen Aussprache); die Weißes-Rauschen- oder die Schlaf-Audio-Maschine mit Wellenprojektor; ein gutes halbes Pfund Lebenshilfe Disks (auf MP3); die Sleep-Buds zum optimierten Noise-Masking (kitzelnde und stopfende Ohrstöpsel), gleichzeitig beruhigende Klänge absondernd von Regenwald zu Küstenlinie (aktivierbar über eine spezielle App), lernt innerhalb weniger Stunden jene Klänge die ausgefiltert werden (allerdings schläft man dann – wenn überhaupt – mit dem unsicheren Gefühl etwas überhören zu können, das dann doch von Interesse wäre z.B. Wecker, Knistergeräusche eines flackernden Feuers, Feuerwehr usw.). Einfache Lichtwecker um stets zu prüfen von wann bis wann man nicht schlafen kann; Sternenlichtprojektor; LED-Licht mit hohem UV-Tageslichtanteil (damit geht Ihr Schlaf-stabilisierendes Melatonin prompt zuverlässig in den Keller, auch wenn man nachts nur kurz zur Toilette tappst); die Bluetooth Schlafmaske (statt einfach die Augen zuzumachen); usw. usf.

Über die günstigen Effekte von progressiver Muskelentspannung, von autogenem Training, von Yoga und von noch intensiveren psychotherapeutischen Interventionen wurde wiederholt berichtet. Die behandelten Patientengruppen sind jedoch klein und finden oft selbst den Weg zum geeigneten Verfahren. Soll heißen: Jeder kann es versuchen. Bei manchen verstärken sich zu Beginn jedoch die Probleme, ehe sich eine Besserung einstellt. Andere bleiben frustriert mit schlaffen Muskeln und hellem Verstand im Bett zurück.

Viel einfacher wäre es summa summarum, sich in konventionelle Kissen und Decken zu hüllen, kurz nach rechts zu drehen und einzuschlafen.

Kapitel V

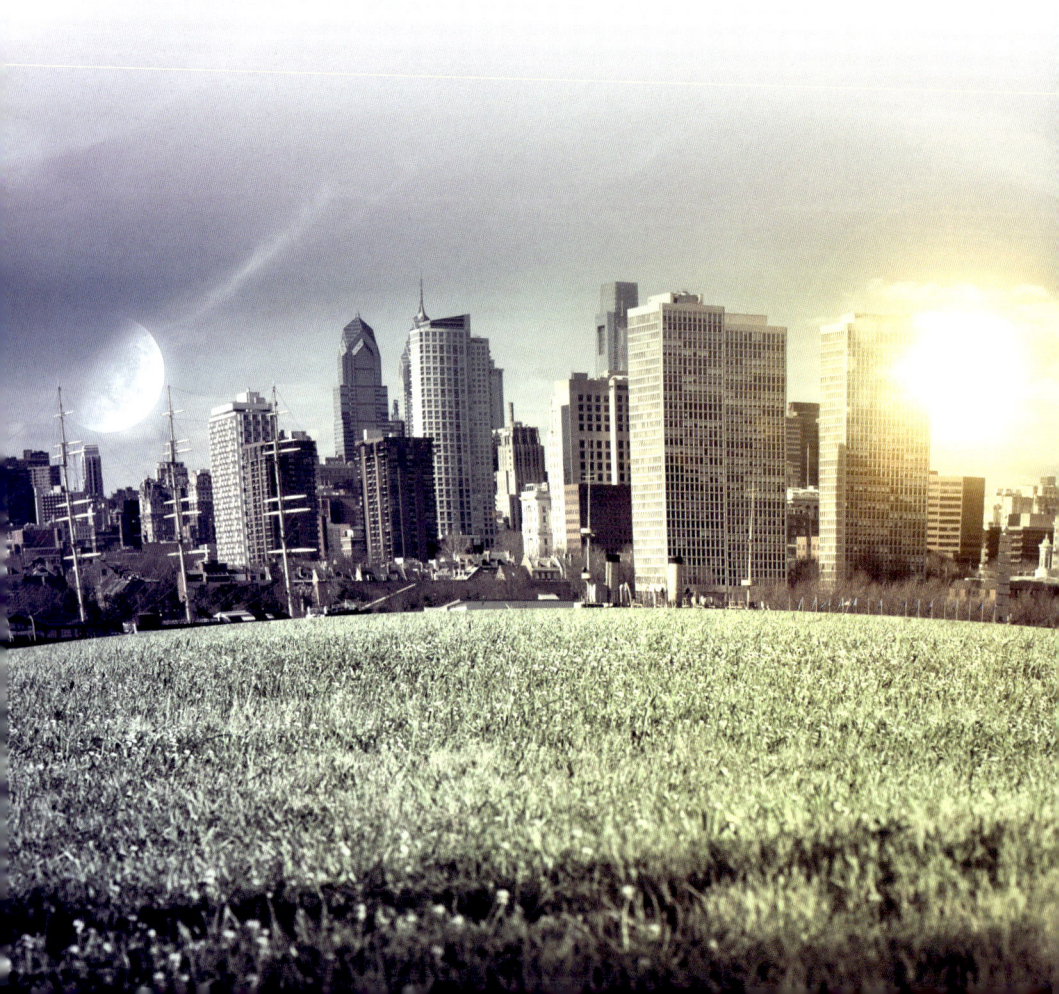

Tag und Nacht

*Der Weise schläft nicht
weil er es soll,
nicht einmal weil er es will,
sondern weil er müde ist.*

Lao tse fälschlich zugeschrieben[1]

Wenn man nicht schlafen kann, kann man meist nicht richtig schlafen, auch wenn man unbedingt fest schlafen will. Was also tun, wenn guter Wille allein nicht hilft?

Hell und Dunkel

Äußere Voraussetzungen für guten Schlaf: Natürlich beneiden die Insomniker jene Fernreisenden fernöstlicher Herkunft, denen es beschieden scheint, bei jeder Gelegenheit und in jeder Körperposition und Lebenslage ansatz-, anstrengungs- und übergangslos in Tiefschlaf zu fallen. Man sieht sie auch dort auf Plätzen und im öffentlichen Personennahverkehr. Aber es scheint dieses unerhörte Phänomen vorrangig auf aufrichtiger Erschöpfung zu beruhen und nicht allein genetisch vermittelt zu sein. Bei fast allen Menschen ist Sicherheit eine wichtige Voraussetzung für brauchbaren Schlaf, und die äußeren Voraussetzungen müssen halbwegs stimmen. Es sind die gleichen Rahmenbedingungen, die unserem Organismus helfen, den Tag-Nacht-Rhythmus einzuhalten, und sie bieten eine ebenso simple wie meist leicht umsetzbare Chance für einen ebenso gelassenen wie erfolgreichen Start in die Nachtruhe *(siehe Tabelle auf Seite 62)*.

---

[1] zitiert nach Fischer, 2015

Umweltfaktoren mit starkem Einfluss auf den Tag-Nacht-Rhythmus

	Lichtstärke	Lautstärke	Temperatur	Luftfeuchtigkeit
	Lux	Dezibel	° Celsius	Prozent
Im Sommer an der Straße	90.000	60	25	70
Im Wohnzimmer daheim	50	50	18	40-60
Im Schlafzimmer allein	1	30	16	40-60

Unser Organismus schaltet in Abhängigkeit von den Umgebungsbedingungen halbautomatisch in den jeweiligen Arbeitsmodus. Dunkelheit, Ruhe und vor allem die Körperposition sind starke Signale für jene Regionen des Hirnstamms, die unsere Wachheit den Umständen anpassen.

Ein Lux entspricht der Helligkeit einer Kerze in einem Meter Abstand. Lux ist definiert als Beleuchtungsstärke auf einer Fläche. Obwohl die Sonne weit weg ist, hat sie im Sommer und Winter im Freien einen durchschlagenden Effekt – nicht nur auf Pflanzen, sondern auch auf unsere Wachheit und unser Gemüt (90.000 Lux im Sommer und 3.500 Lux bei bedecktem Himmel mitten im Winter). Mensch und Tier müssen dringend vor die Tür, auch wenn es regnet und schneit, damit Körper und Seele unübersehbar klar wird, wann Tag und wann Nacht ist. Dabei geht es also nicht nur um Vitamin D.

Eine laute Umgebung fordert mehr Anstrengung zur Differenzierung der Sinneseindrücke; wo viel passiert, kann einem auch viel passieren. Absolute Stille dagegen kann in weitgehender Dunkelheit bedrohlich wirken. Die Vögel verstummen, wenn der schwarze Panther durchs Dickicht schleicht, die Versammlung schweigt ganz still, wenn die Monstranz gezeigt wird oder der Chef ans Rednerpult tritt. Die Mutter erwacht aus dem Ammenschlaf, wenn sie ihr Kind nicht mehr atmen hört. Das Gehör stellte seit jeher sicher, dass wir in Gefahr aufschrecken konnten, als wir schlafend und mit geschlossenen Augen in den Baumkronen hingen. Um sich sicher zu fühlen, brauchen die meisten Menschen ein paar vertraute Geräusche.

Die etwas niedrigere Raumtemperatur erlaubt dem modernen Menschen, mittels Bettdecke und gelegentlich abgestreckter Arme und Beine in bequemer Weise auszugleichen, wenn sich nachts die Körpertemperatur ändert. Unter diesen Voraussetzungen müsste man eigentlich gut schlafen können, von den Umgebungsbedingungen her gesehen.

Gutes Taglicht: Wer nachts schlafen will und keinen triftigen Hinderungsgrund geltend machen kann, muss tagsüber an die frische Luft und zwar auch bei bedecktem Himmel. Auch hier gilt, dass es nicht ausreichend nützt, dies zu wissen, man muss es auch machen. Und nur dann erfahren die inneren Zeitgeber davon.

Schlechtes Abend- und Nachtlicht: Starkes Licht mit hohem Blauanteil beeinträchtigt eine ausreichende, schlaffördernde Wirkung des Melatonins. Daher vermeidet man solches Licht in den Abendstunden und nachts möglichst.

Lichte Momente mit Schlaf-korrumpierender Wirkung: Luzides Träumen, also das willentliche Steuern des Traums, hatte vor einiger Zeit eine Art von Kultstatus inne. Allen freiheitlich gesinnten Geistern und auch den armen schlafgestörten Seelen wünsche ich jedoch, dass sie sich zumindest nachts spontan treiben lassen dürfen, sobald sie endlich in den Schlaf gerutscht sind, ohne sich selbst noch im Traum manipulieren zu müssen. Bedenken Sie immer: Selbst Chinesen dürfen noch frei träumen. Lassen Sie sich dieses Recht nicht von falschen Aposteln abwegiger Lehren nehmen. Seltene Ausnahmen kann es bei wiederkehrenden Albträumen und ganz besonderen Problemlagen geben.

Auf einen guten Nachtschlaf stimmt bereits das Verhalten tagsüber ein. Ein Gang an der frischen Luft – bei jedem Wetter – stellt die innere Uhr.

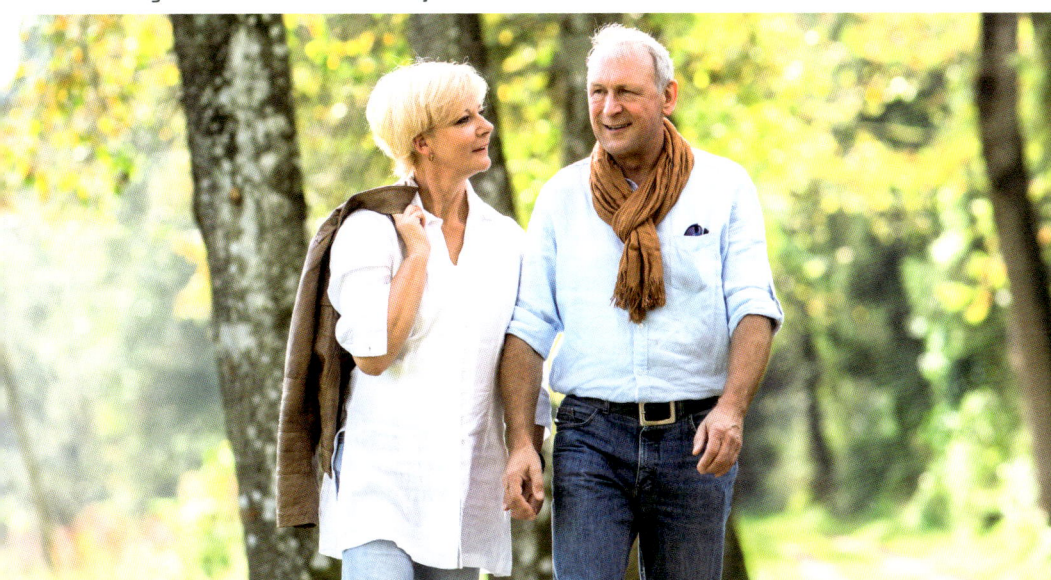

Hygiene und Rituale

Wer nicht schlafen kann, muss es einfach wieder lernen. Genauer: muss es auf einfachste Art von Neuem lernen. Aber wie will man dem Saurierhirn etwas beibringen, wenn es nicht auf differenzierte Argumente hört? Man muss bestimmte Sachen einfach machen und zwar ziemlich konsequent, ohne eine lange Rede und große Worte, nur in kleinen, kurzen, einfachen Handlungen. Große Geister wie unser Gewährsmann Immanuel Kant besitzen natürlich auch hinsichtlich ausgefeilter Bettgehrituale eine Vorbildrolle, die aber keineswegs von Normalverbrauchern angestrebt werden muss[2].

Stufe 1: kleine Tricks

können manchmal schon genügen. Entdecken Sie Ihre ganz persönlichen hypnotischen Hilfen nach persönlichen Vorlieben: Oft bergen Kleinigkeiten das Schlüsselchen zum individuellen Erfolg und zur Versöhnung mit der Nacht. Hier sind der ganz eigenen Phantasie kaum Grenzen gesetzt. Erwarten Sie jedoch von einzelnen, einfachen oder mehreren, insgesamt aufwendigeren Maßnahmen nicht zu viel. Sonst ist der Druck schon wieder zu hoch. Es kann gelingen, muss aber nicht. Hier ein paar Vorschläge:

- Der Kopfkissenbezug mit Blümchenmotiv (z.B. Veilchen)
- Tapetenwechsel (z.B. eine Nacht auf dem Gästesofa)
- Das sanfte Wiegen einer Ozeanüberquerung (z.B. mit der QE II)
- Das ruhige, regelmäßige Atmen (z.B. eines sehr faulen Hundes)
- Der Duft von Äpfeln (gerne auch von Lavendel)
- Virtuelle Hausgöttinnen (z.B. Doris Day, Rosamunde Pilcher)
- Virtuelle Hausgötter (z.B. Kommissar Maigret, Derrick, Inspektor Barnaby)
- Das neue Buch von … (schön, man kennt sich, angenehme Langeweile[3])
- Der endgültige Entschluss, sich nie mehr über … zu ärgern

---

[2] Kant „setzte sich erst ins Bett, schwang sich mit Leichtigkeit hinein, zog den einen Zipfel der Decke über die eine Schulter unter dem Rücken durch bis zur anderen und durch eine besondere Geschicklichkeit auch den anderen unter sich und dann weiter bis auf den Leib. So emballiert und gewissermaßen wie ein Kokon eingesponnen, erwartete er den Schlaf". (Wasianski, 1804)

[3] Mitternachtsmörder, Commissario Brunettis 97. Fall

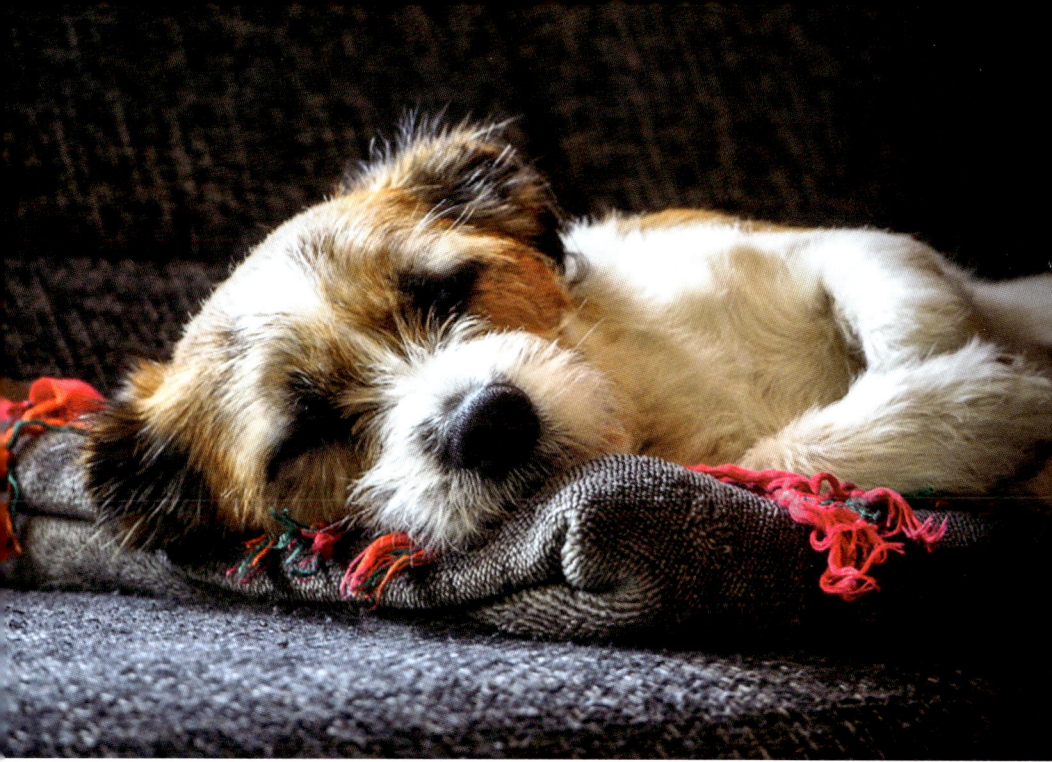

Das regelmäßige Atmen eines lieben Hausgenossen kann sanft in den Schlaf geleiten.

- Der feste Glaube an unsere Demokratie als beste Staatsform überhaupt
- Der alte Teddybär (Schämen Sie sich nicht. Keiner schaut.)

Zelebrierter Grübelzwang: Reservieren Sie sich am frühen Abend eine feste Zeit und einen festen Platz für Ärger und Ängste. Vielleicht gleich nach den Abendnachrichten und am Schreibtisch bei noch recht hellem Licht? Versuchen Sie, nichts zurückzuhalten. Im Gegenteil: Lassen Sie Ihrem Ärger freien Lauf, bis ihm die Luft ausgeht – bei hellem Licht. Warten Sie noch eine Weile, nachdem er verstummt ist, und spornen Sie Ärger und Angst nochmals richtig an. Geben Sie Ihren miesesten Gefühlen eine echte Chance. Alles aufschreiben. Wenn Sie meinen, Sie hätten erschöpfend fertig gegrübelt, raffen Sie sich noch einmal mit aller Energie auf und setzen Sie noch einmal fünf Minuten Ärger darauf. Danach den Ärger ausknipsen.

Gedanken zum Einschlafen (nur ein paar Vorschläge):

0 bis 5 Jahre:
Ich bin klein,
mein Herz ist rein.

Jesukindlein komm zu mir,
mach ein frommes Kind aus mir.

Müde bin ich, geh zur Ruh,
schließe meine Äuglein zu.

Für 0 bis 5-Jährige, deren Eltern Töne treffen:
Schlaf, Kindlein, schlaf …

Für den Langläufer:
Schnee bis zum Horizont.

Für den Taucher:
ein buntes Korallenriff.

Für den Surfer:
die Welle.

Für den Segler:
ein Schiff.

Für Tarzan:
die Liane – oder auch Jane?
Kurze Dialoge mit selbstverständlicher Konsequenz sind
Abkürzungen in den Tiefschlaf: „Ich Tarzan, Du Jane …")

Für den gebildeten Wanderer:
Über allen Gipfeln
ist Ruh
Über allen Wipfeln
spürest Du
kaum einen Hauch;
die Vöglein schweigen im Walde.
Warte nur: balde,
ruhest Du auch.

Für den Naturfreund:
Die blühende Frühlingswiese.

Für den Allergiker:
Die Betonwüste.

Für den Briefmarkensammler:
Die blaue Mauritius.

Für den Finanzminister:
Die schwarze Null.

Für den Freund britischen Horrors und Humors:
each night father fills me with dread
when he sits on the foot of my bed.
I'd not mind that he speaks
in gibbers and squeaks,
but for 17 years he's been dead.[4]

Für Fisch oder Fischer:
(gekürzte Volksausgabe nach C. Morgenstern zur verkürzten Einschlafzeit):

V
- - -
V V V V V
- - -
V

---

[4] Edward Lear

Fallbericht:

War der Tag gar zu toll und windig – … –, so war das Meisterlein so pfiffig, daß es sich unter das Wetter hinsetzte und sich nichts darum schor; es war nicht Ergebung, die das unvermeidliche Übel aufnimmt, nicht Abhärtung, die das Ungefühlte trägt, nicht Philosophie, die das Verdünnte verdauet, oder Religion, die das Belohnte verwindet: sondern der Gedanke ans warme Bett wars. »Abends«, dacht' er, »lieg' ich auf alle Fälle, sie mögen mich den ganzen Tag zwicken und hetzen, wie sie wollen, unter meiner warmen Zudeck und drücke die Nase ruhig ans Kopfkissen, acht Stunden lang.« – Und kroch er endlich in der letzten Stunde eines solchen Leidentages unter sein Oberbett: so schüttelte er sich darin, krempte sich mit den Knien bis an den Nabel zusammen und sagte zu sich: »Siehst du, Wutz, es ist doch vorbei.«

Ein andrer Paragraph aus der Wutzischen Kunst, stets fröhlich zu sein, war sein zweiter Pfiff, stets fröhlich aufzuwachen – und um dies zu können, bedient' er sich eines dritten und hob immer vom Tage vorher etwas Angenehmes für den Morgen auf, entweder gebackne Klöße oder ebensoviel äußerst gefährliche Blätter aus dem Robinson, der ihm lieber war als Homer – oder auch junge Vögel oder junge Pflanzen, an denen er am Morgen nachzusehen hatte, wie nachts Federn und Blätter gewachsen.

Jean Paul, Leben des vergnügten Schulmeisterlein Maria Wutz in Auenthal, eine Art Idylle. 1790/1793

Gegenrede

Nun könnten eingefleischten, verbitterten Schlafneurotikern die folgenden Zwischenrufe einfallen:

Was verstehen Sie denn davon?! Diese lächerliche Idylle eines Schulmeisterleins hat mit dem Drama meines Lebens nichts gemein[5]. Kann mich überhaupt jemand verstehen?! Das kapiert keiner, das muss man erst einmal durchgemacht und mühsam Monat für Monat, Jahr um Jahr entwickelt haben! Ich bin müde und kann trotzdem nicht schlafen! Das lasse ich mir nicht ausreden und nicht nehmen. Außerdem bin ich Rentner und habe genug gearbeitet in meinem Leben! Mit Ihren marxistischen Thesen blei-

---

[5] Moment, er ist immerhin ein Klassiker. Und Sie nicht!

[6] Marx' 11. Feuerbachthese ist gemeint: „Philosophen haben die Nacht nur verschieden interpretiert, es kommt darauf an sich zu verändern."

[7] z.B. Art 4: Niemand darf gezwungen werden Zwangs- oder Pflichtarbeit zu verrichten. Art. 5: Verbot der Folter. Art. 11: Unschuldsvermutung; Art. 12: Freiheitssphäre; Art. 18: Gedanken-, Gewissens- und Religionsfreiheit; Art. 19.: Meinungsfreiheit; usw.

ben Sie mir vom Leib![6] Frische Luft enthält zu viele Abgase und Mikroplastik! Ich bin ein freier Mensch und lasse mir weder vorschreiben, wann ich aufstehe, noch ob ich mich tagsüber hinlege und auch nicht, wann ich ins Bett gehe! Dazu verweise ich auf die Habeas Orkus Akte, mehrere Artikel der UN-Menschenrechtskonvention[7] und die Deklaration von Helsinki zum Verbot verabscheuungswürdiger Menschenversuche! Ich lese, wann und wo ich will, und wenn ich mir etwas ansehen will, auch etwas, das mir nicht guttut, dann mache ich das auch, vor allem weil man das ja oft erst hinterher weiß, ob es einem gut oder nicht gutgetan hat! Oder ich gehe vorsichtshalber – wie schon oft erwähnt – vor der Tagesschau ins Bett!

Ich mag keinen Kräutertee! Mir hilft aber der Alkohol, bei anderen mag das durchaus anders sein! Mozart ist mir zu doof! Stundenlangen Max Richter habe ich umsonst versucht, Henryk Gorecki aber ist eine verwandte Seele. JJ Cale und Mark Knopfler springen für mich zu kurz. Ich will lieber an der Schlechtigkeit der Welt leiden als mir in die Tasche zu lügen! Usw. usf.

Schlafmittel heißen nicht ohne Grund Schlafmittel, sondern sind gute Schlafmittel und das erlebe ich ja jede Nacht (bei kurzwirksamen sogar mehrmals). Nur sind sie für mich nicht stark genug, weil ich die stärksten Schlafstörungen habe und überhaupt der Allerstärkste und Allergrößte aller Insomniker bin! Und das ist meine größte Auszeichnung, dass alle meiner größten Schlafstörung so hilflos gegenüberstehen und mir keiner unter den Sterblichen helfen kann. Und es ist überhaupt nicht gerecht, dass es keinen Preis, keine anerkennende Lobpreisung für hervorragende Insomniker wie mich gibt. Aber das sind große schwarze Gedanken, die einem einfach nur auffallen, wenn man nachts wacht und Ärger mit Schmerz ins ganz Grandiose wachsen. Nichts für Weicheier, Wichtigtuer und Wichtel, Zipfelmützen, die meinen, man könnte mit Hausmitteln und Hausverstand meinem persönlichen Drama Insomnie beikommen. Die die Sache bagatellisieren, vulgarisieren wie für Hinz und Kunz!

Stufe 2: volles Programm
Die entscheidende, zuverlässige, kurz- und langfristig wirksame Strategie zur Behandlung der Insomnie ist die praktische Schlafhygiene. Alle genannten Elemente der Checkliste auf den Seiten 71/72 sind auch ohne medizinische Grundkenntnisse gut

verständlich, nachvollziehbar und prinzipiell leicht umzusetzen. Viele Patienten fühlen sich durch den rigorosen Maßnahmenkatalog in ihrem ganz besonderen Leiden unverstanden und rühmen den frühmorgendlichen und den Mittagsschlaf, nur um sich zu wundern, dass sie abends nicht ausreichend müde sind. Andere wenden sich ab von dem Bösen in dieser Welt und fliehen vor den Abendnachrichten um 20 Uhr ins Bett, ärgern sich aber spätestens ab 2 Uhr morgens über den Rest der Nacht, ohne die elende Bettstatt zu verlassen. Die Ausflüchte und bizarrsten Begründungsversuche für die vermeintliche Sinnhaftigkeit eines grundsätzlich anderen Umgangs mit den ganz speziellen Problemen des herausragenden Einzelfalls, um den es sich stets handelt, sprengen die Grenzen der Phantasie gewöhnlicher Ärzte und Apotheker.

Das grundsätzliche Problem mit der länger dauernden Insomnie besteht darin, dass Bett und Schlaf bereits mit Angst und Ärger verbunden sind. Diese Fehlprogrammierung gilt es zu löschen. Das Programm „gesunder Schlaf" muss neu installiert werden.

Die folgende Checkliste zeigt Maßnahmen der Schlafhygiene für Schlaflose, welche die einfache Kunst des Schlafens wieder erlernen wollen. Wenn sie es wieder können, können sie auch wieder alles so machen, wie es ihnen am Liebsten ist – solange das gut geht. Aber vorab:

Zwei transparente Leitideen ohne jeden Hokuspokus:
- Ins Bett ohne Ärger und Angst
  (es könnte funktionieren, muss aber nicht)
- Aber dafür rechtschaffen müde und bettschwer
  (Bettschwere = Schlafdruck)

Durch Schlafhygiene lässt sich die Verbindung von Schlaf und Ärger kappen.

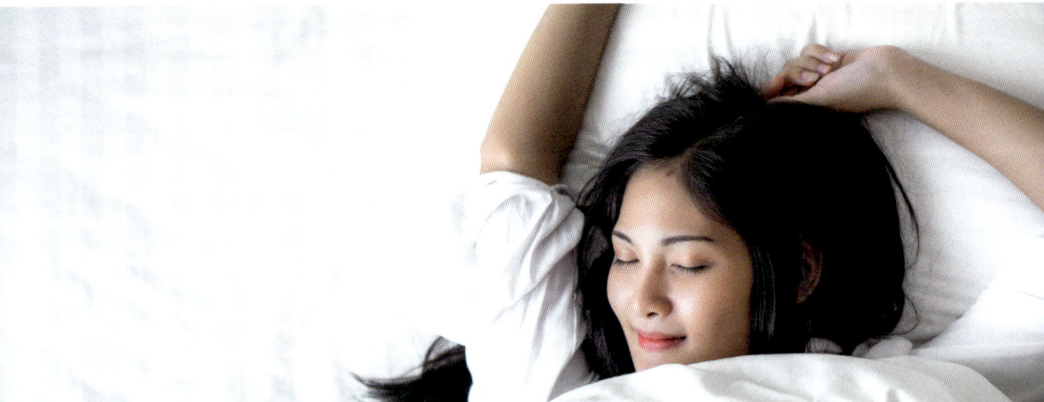

Erste einfache Schritte, die regelmäßig einzuhalten sind:
- möglichst früh aufstehen (nicht nach 7 Uhr; auch am Wochenende)
- Bewegung, Arbeit, frische Luft, Licht
- kein Tagesschlaf oder annähernd horizontales Ruhen auf Bett, Sofa oder Sessel
- möglichst spät zu Bett (nicht vor 23 Uhr)
- nicht ins Bett, nur weil es endlich 23 Uhr ist, sondern
- nur bei überzeugender Müdigkeit mit gewaltigem Gähnen, unkontrollierbarem Kopfsinken bei halb geöffnetem Mund, Sichtbehinderung durch unerhebliche Augenlider, müde schüttelndem Frösteln, ersten Einschlafzuckungen und spontan beginnender zeitlich-räumlicher Desorientierung (ohne Alkohol-, Medikamenten- und Drogeneinfluss)

Schlafarchitektur erhalten:
- kein Alkohol, keine sogenannten „Schlafmittel"
- kein Kaffee, Tee, Cola, Appetitzügler oder andere Stimulantien am Abend

Störfaktoren beseitigen:
- kein Streit, ärgerliche Punkte notieren
- Blase und Darm nicht überfüllen, nicht zu spät zu Abend essen
- kein tickender oder Leuchtzifferwecker am Bett
- geeignete Matratze und Bettdecke
- niedrige Schlafzimmertemperatur (z.B. 16 °Celsius = 60,8 Fahrenheit = 289 Kelvin[8])
- akustische Dämmung, aber keine totale Stille, ebensowenig wie absolute Schwärze
- kein Smartphone, iPad, Laptop, TV am Bett, v.a. keine schlechten Nachrichten und traurigen Tatorte[9]

Konditionieren:
- rechtzeitig Einschlafroutine einleiten, Spaziergang idealerweise mit Hund oder Partner(in), „Rituale" zwei Stunden vor dem Zubettgehen beginnen, damit es auch der dümmste, tief unten in der dunkelsten Nische des Schädelinneren vegetierende Hirnstamm mitbekommt.

---

[8] Hier gilt es die Bezugsgröße Celsius unbedingt zu beachten: 16 Fahrenheit entsprechen nämlich nur 8,9 °C und 164 K. Irreversible Konsequenzen hätte die Verwechslung mit 16 K zur Folge, die -257 °C und -430 F entsprächen. Nach einer solchen Nacht würden chronische Schlafstörungen zu einem nachgeordneten Problem.

[9] Für Schlaflose herbeizusehnen sind dagegen die Polizeiruf 110-Sendungen bis zum Jahr 1990, hanebüchene Missetaten mit dem erwartbaren Sieg der Gerechtigkeit in heimelig sozialistischer Geborgenheit.

- z.B. feste Zeiten, Kräutertee/Milch, laues Bad, meist Mozart statt Mahler
- beruhigende Gedanken (und was hat geholfen, als Sie klein waren? Meine Wiese, mein Lieblingsbild, meine Katze, ... siehe Seite 66)

Weg mit Aversion und Ärger:
- „Bett ist nur zum Schlafen da", nicht für den Ärger, auch nicht mehr zum Lesen, Fernsehen, Arbeiten, ...
- „Wer grübelt verlässt den Platz", Sie stehen auf, ehe Sie anfangen, sich zu ärgern, und schauen nicht krampfhaft auf die Uhr, ob schon 5 oder 25 Minuten verstrichen sind, sondern gehen in ein anderes Zimmer oder mindestens in eine andere Ecke.[10]

Allgemeine Störfaktoren (alphabetisch), die ein Verlassen des Bettes rechtfertigen:
Aerger, Ärger, Ärger, schon wieder nicht schlafen zu können, Angst vor der Nacht, Angst vor morgen, Anruf lässt auf sich warten, Anruf vergessen, Autoalarm, Autos röhren, ausgerechnet jetzt,
Baby so still, Bett bretthart (Bret Harte, Beth Hart, Bethlam, ...?), Bettwanze, Blase verkühlt, blinkende Lichtreklame,
Daunenallergie, Darm gurgelt, Darmspiegelung droht, Druck auf Blase, Durst,
unerhört empört, es ist entsetzlich, es riecht verbrannt (was?), es zieht,
fixe Idee, Flöhe, Frau sauer, Frau schnarcht, fremdes Bett, Flimmerskotom, früher Zug oder Flug,
Gewitter, großartige Idee,
Haar kitzelt, habe ich gerade geschlafen, habe ich gerade gezuckt, Hagelschlag, Hans Hass erstickt unter Wasser, Hass auf Bett, Hass auf Ärzte und Apotheker, Hass auf alle und alles, Handy blinkt, Handy summt, Handy verlegt, Haustür nicht abgeschlossen, Heizdecke defekt, Heizkissen zu heiß, Heizkörper gluckst, Hirsch röhrt, Horrorvideo hat Erwartungen übererfüllt, Hubschrauber landet, Hund bellt, Hund muss raus, Hunger, Husten, Holzbock (Ixodes ricinus) zwickt oder gleich Hyalomma marginatum mit Krim-Kongo-Viren, Hypochondrie ist anders, Hypothek drückt,
irgendetwas macht irgendein Geräusch, ich falle aus dem Bett, ich hätte das nicht essen sollen, irgendjemand hupt,
jemand klopft, Jucken,

---

[10] Wie Dickens, Dumas, Franklin, Lincoln und Kunigunde von Orlamünde.

kalte Füsse, Katze will gestreichelt werden, Kerze brennt noch, Kinder quengeln, Klavierkonzert um Mitternacht, Klingeln, Kopfweh, Krätze,
Laus, Luftnot, luzide geträumt, Luzifer leuchtet,
Magen knurrt, Magen zu voll, Mann miese Stimmung, Mann schnarcht, Matratze durchgelegen, mir ist schlecht, mir ist schwindlig, morgen Examen, Mücke,
Nachbar hört Götterdämmerung, Nachbar Heavy Metal Freak, Nachbar Nazi, Nachthemd verwickelt, Nacken knackt, Nase zu, Notizbuch verlegt,
pochender Puls, Partner(in) spricht im Schlaf (Was hat er/sie gesagt? Wen gemeint?), Prostatatastbefund, Pyjama stranguliert Herrn/Frau mittleren Alters, Rechnung offen, Rhinitisröcheln, Schande, schläft sie/er?, schlechtes Gewissen, schneller Puls, schreckliches Verbrechen, Schlummerfunktion streikt, Schuld, Schwitzen, Sodbrennen, Sohle brennt, stickige Luft,
Tabletten vergessen, Tabletten vollkommen wirkungslos, Tatütata, Tinnitus, trockene Luft,
unerhörtes Vorkommnis,
voller Bauch,
heiße Wärmflasche, was bedeutet „expialigetisch"?, was macht … als nächstes?, Wärmflasche undicht, was will Willi?, Wasserbett wackelt, Wasserbett leckt, Wasserhahn tropft, Wecker tickt, Weckzeit vielleicht nicht richtig eingestellt, wer ruft denn da noch an?, werde Wutbürger, wie kann sie/er da schlafen?, wie spät mag es jetzt sein?, wo sind Fahr- und Eintrittskarten?,
Zahnschmerz leicht, Zahnschmerz mittelschwer und pochend, Zimmer nicht gelüftet, Zimmer viel zu kalt (<< 15 °C), Zimmer zu warm (> 18 °C), Zipfelmütze brennt, zu leichte Bettdecke, zu schwere Bettdecke, zu dünnes Kopfkissen, zu dickes Kopfkissen, zu später Sport, zu faul aufzustehen, …

Einfach gesagt gilt: Das Bett ist nur zum Schlafen da. Das bedeutet für den eingefleischten Insomniker nochmals durchbuchstabiert: Das Bett ist

1. *nicht* zum Ausruhen; nicht für Yoga, Meditation und anderen esoterischen Unfug; nicht zum Dösen; nicht zum Lesen; nicht zum Radio-, Musik-, Hörspiel-, Italienisch-Kurs-Hören; nicht zum Telefonieren; nicht zum Fernsehen; nicht zum Video- und nicht zum DVD- und nicht zum BlueRay-Sehen; nicht zu Sudoku, Kreuzworträtsel; Halma- oder Schachturnieren; nicht zum Postkarten-, Tagebuch- oder Roman-Schreiben; auch nicht für Vers-

oder Prosadichtung; nicht zur Computerarbeit und auch nicht zum Video-Spiel, Skypen, Twittern usw.
Aus schmerzlicher Erfahrung benenne ich einzelne Punkte, um auch diese Gesetzeslücken hermetisch abzudichten.

2. auch nachts *nicht* zum Wachliegen da. Unwillkürlich wird der Insomniker beim erfolglosen Einschlafversuch, bei nächtlichem oder frühmorgendlichem Erwachen von grimmem Ärger erfasst und von Dämonen angegriffen, denen er nur durch Aufstehen entfliehen kann. Die Schwelle, um sich rasch aus der Bettdecke zu schälen, muss durch vorbereitete Lektüre, Bademantel und Pantoffel besonders niedrig gelegt werden. Vorbild: Wilhelm Buschs Turner Hoppenstedt (siehe Bild unten). Bei ausreichender Müdigkeit ist vor 6 Uhr morgens auch jederzeit eine Rückkehr ins gut gelüftete, kühle Bett erlaubt – sofern man tatsächlich für seine Tapferkeit sogleich mit süßem Schlummer belohnt wird. Meist reichen wenige konsequent gestaltete Nächte, um dem Schlaf wieder eine vernünftige Struktur und Qualität zu geben. Es sei denn, der/die Betroffene ist Benzodiazepin-, Z-Substanz-, Alkohol- und/oder von anderen Drogen abhängig oder hat die unheilvolle Schlaflosigkeit zum dominierenden Lebensthema gewählt.

Ein Vorbild für den Früh-Erwachenden und eigentlich alle, die nicht gut schlafen können: Turner Hoppenstedt: „Mit kühnem Mut aus seinem Bett / schwingt sich der Turner Hoppenstedt. / Schon ist das Hantelpaar bereit / zu frisch-fromm-freier Tätigkeit."
Wilhelm Busch, 1871: Folgen der Kraft

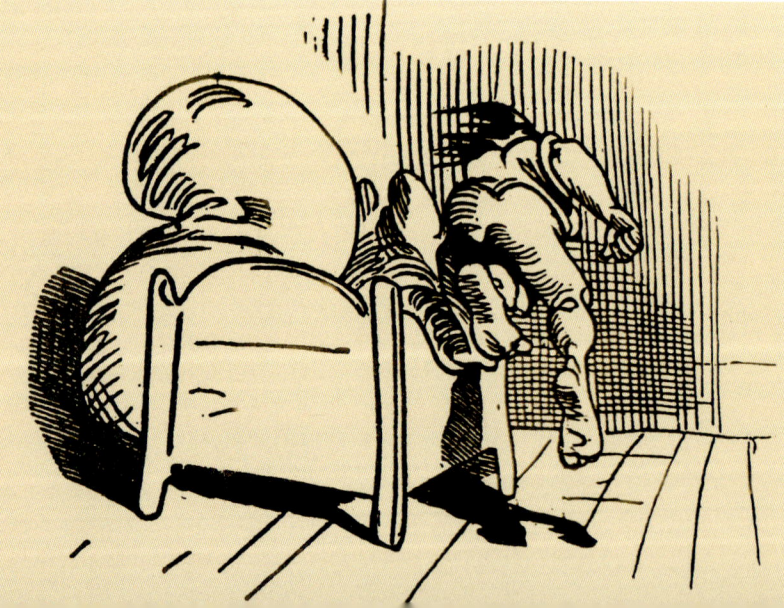

Damit aufgeschlossene und vernünftige Leser nicht das Interesse verlieren, erlaube ich mir an dieser Stelle, über die niederschmetternden und selbstschädigenden Einwürfe von Zweiflern, nihilistisch Verzweifelten und nachtwachengestählten Leidensgeistern schweigend hinwegzugehen. Vielleicht nicht ganz schweigend, sondern doch mit einem sachlichen Hinweis auf die Gefahren besonders langen, zutiefst unerwünschten, vorsätzlich selbstquälerischen, letztlich willensschwachen Wachliegens:

- Noch mehr Schlaflosigkeit (Insomnia absoluta)
- Verstimmung (Dysphorie, Depression, Nihilismus)
- Schwindende geistige Leistungsfähigkeit (leichte kognitive Störung, Demenz)
- Ärger, sogar Hass auf schlafgewandte Familienmitglieder, Ärzte und Apotheker
- Schlechtes Gewissen, ingrimmiges Grübeln (Rumination)
- Kopfschmerzen (z.B. Migräne)
- Magengeschwür (Ulkus)
- Druckstellen (Decubitus)
- Kreislaufbeschwerden (orthostatische Dysregulation)
- Muskelschwäche und -schwund (Atrophie)
- Sehnenverkürzung und Gelenkversteifung (Kontrakturen)
- Nervenentzündung (Polyneuropathie)
- Vitamin-D-Mangel und Knochenschwund (Osteoporose)
- Blutgerinnsel in den Beinvenen (Thrombose)
- Lungenverstopfung durch Blutpfropf (Lungenarterien-Embolie)
- Ende (Exitus letalis)

Mantra mit Manga

Schlafentzug wäre eigentlich gut. Es ist immer wieder frappant, mit welcher Energie jene, die doch sowieso nicht schlafen können, ihren Nachtschlaf verteidigen. Allein der Vorschlag, einmal für einige Nächte einen ordentlich geplanten Schlafentzug zu versuchen, wird als entwürdigend und als grobe Beleidigung aufgefasst. Beim Schlafentzug geht es um 23 Uhr ins Bett und zwar nur, um zu schlafen, danach steht man um 2 oder 3 Uhr wieder auf – auch wenn man ausgerechnet dann, in dieser Nacht, schlafen könnte. Daher kommt er mir gar nicht mehr in den Sinn, obwohl er eigentlich für die meisten Insomniker ein segensreiches und hochwirksames Mittel wäre. Doch genug davon. Mehr wird nicht verraten. Denn auch die gereizte Frage, was man denn dann zwischen 2 Uhr und dem Morgengrauen tun solle[11], nehmen diejenigen, die ja sowieso nie schlafen können, keineswegs als lächerliche Bagatelle angesichts der Katastrophe aller anderen Nächte wahr. So rätselhaft ist der Mensch.

Stufe 3, nochmals klipp und klar:
Wem die auf den Seiten 71/72 genannten Schritte zu detailreich erscheinen, halte sich allein an folgendes Mantra:

das Bett ist nur zum Schlafen da, das Bett ist nur zum Schlafen

---

[11] Deutschlandradio Kultur hören; Nachtspaziergang; Phantasie und Abenteuerlust sind keine Grenzen gesetzt; leise Aufräumen, um niemanden zu wecken.

das Bett ist nur
zum Schlafen da,
das Bett ist nur
zum Schlafen da,
das Bett ist nur
zum Schlafen da,
das Bett ist nur
zum Schlafen da,
das Bett ist nur
zum Schlafen da

Vertikale und Horizontale

Eine einfache Regel: Alles sehr kompliziert, daher noch einmal ein einfaches Schema. Nachdem der Mensch und seine unmittelbaren Vorfahren sich in der Savanne zwecks besserer Übersicht tagsüber immer wieder anstrengend aufgereckt hatten, versuchten sie seit mehreren Tausend Jahren, sich nachts bequem auszustrecken – in guter Erinnerung an die Ära der Vorvorfahren, die noch sicher auf dem Bauch robbten und ruhten. Uns ist dies meist vergönnt. Wir dürfen uns darüber und darauf freuen.

Schlafdauer der Wirbeltiere: Okapi 30 Sekunden; Pottwal 1 Stunde; Giraffe 1,5; Pferd 2; Elefant 3; Kuh 4; Schnabeligel (Echidna) 9; Schimpanse 10; Katze 13; Python 18; Löwe 19; braune Fledermaus 20. Merke: Tiere, die beim Schlafen schön liegen – und nicht senkrecht stehen wie der Pottwal –, können auch länger schlafen (wenn auch nicht so lange wie die kopfüber hängende braune Fledermaus). Hoch erhobener Kopf steht in diesem Fall für wach und wackelig, horizontal gebettet für stabil und sicher.

Wackelig vertikal versus wonnig weich horizontal

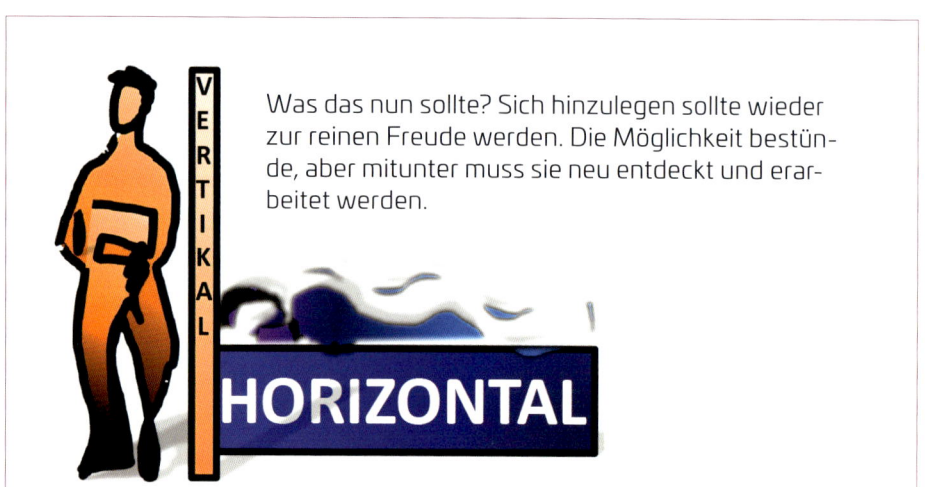

Was das nun sollte? Sich hinzulegen sollte wieder zur reinen Freude werden. Die Möglichkeit bestünde, aber mitunter muss sie neu entdeckt und erarbeitet werden.

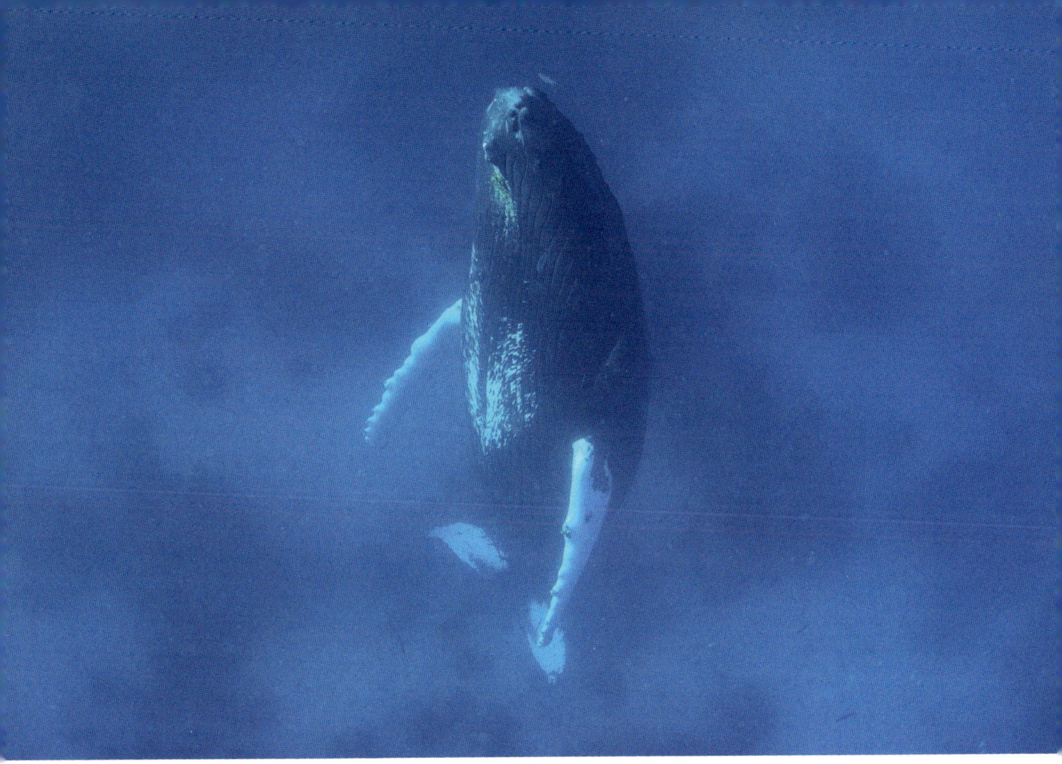

Wale stehen im Schlaf senkrecht im Wasser.

Eindösen für Anfänger: Horizontale --- egal mit dem Horizont --- einfach flach --- murmelt der Bach --- alles fliesst --- höhlengleich --- große Geborgenheit --- gute Ruhe --- rechte Seite[12] --- endlich allein --- ganz Gravitation --- Gleichgewicht gleichgültig --- ruhig atmen --- Mahatma meinetwegen --- manipulatives Mantra machen --- jetzt selber

---

[12] Wir erinnern uns: Das glymphatische System scheint in Seitenlage besser zu arbeiten, das Herz wird entlastet, die Speisen finden ihren Weg leichter von links aus dem Magen nach rechts in den Zwölffingerdarm – und es gibt doch auch noch Quellen zu einem Propheten, der seine Jünger ermunterte, gottgefällig auf der rechten Seite zu schlafen.

Kapitel VI

Ein Machtwort als Nachtwort

> **rechts spät einschlafen
> und früh links erwachen**

Das ist alles.

Klappen Sie das Buch jetzt zu.

WARNUNG!
Lesen Sie nicht weiter. Sie konnten sowieso schon nicht gut schlafen und sollten sich weiteren Kummer ersparen. Bei Ihrer fatalen Begabung werden Sie sonst eine Reihe von Krankheiten kennenlernen, die Ihr eigenes Schicksal abrunden könnten.

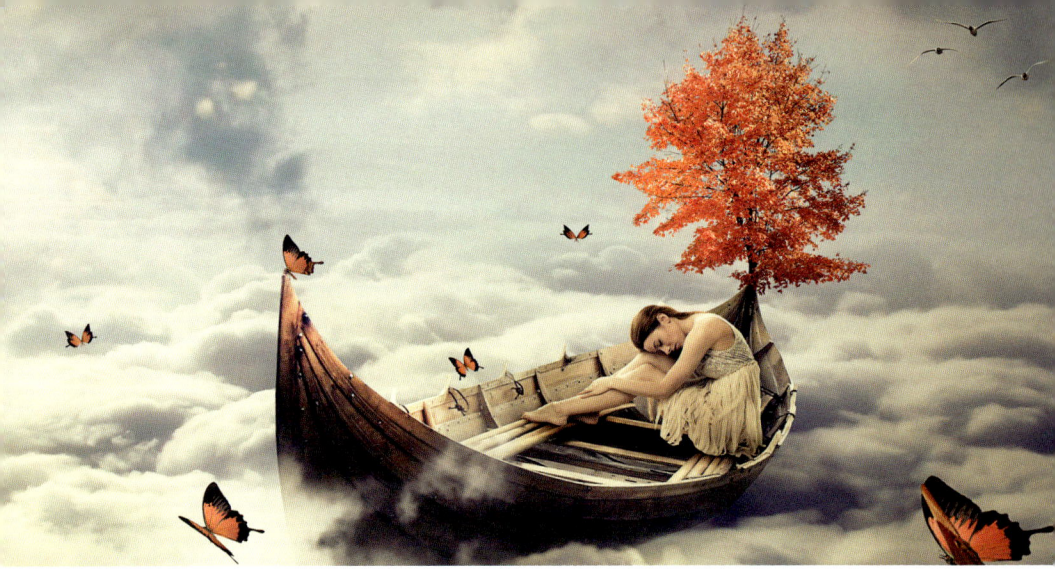

Glossar
Seltene Schlafstörungen und mehr

Albtraum = Alptraum *(Nachtmahr, engl.: nightmare):* Angsttraum der sich meist während einer REM-Phase im letzten Schlafdrittel einstellt, den Träumer wecken kann und an den er sich dann teilweise erinnert (im Gegensatz zur Nachtangst). Alben (Elfen) hocken sich nach alter Vorstellung auf die Brust des Träumers (Incubus). Fahle, aber glutäugige Mähren starren ihn an. Ganz früher wurde eine Behandlung mit Nachtschattengewächsen (Bilsenkraut und Tollkirsche) empfohlen, deren Inhaltsstoffe (Scopolamin und Atropin) eigentlich verwirrend wirken, aber in niedriger Dosierung den REM-Schlaf und damit die Träume unterdrücken können. Dennoch ausdrücklich nicht mehr zu empfehlen! Heute rät man zu Stressmanagement.

Ammenschlaf: der leichte Schlaf junger Mütter, denen auch nachts kein Tönchen ihrer kleinen Kinder entgeht.

Anti-IgLON5-Erkrankung: sehr seltene, Gen-vermittelte Autoimmunerkrankung mit subjektiven Störungen der Schlafqualität und objektiven polysomnographischen Veränderungen. Beobachtet werden Insomnie, Schlaf-Apnoe, heftige Atemgeräusche,

Augenbewegungs-, Schluck-, Sprech-, Gang- und andere Bewegungsstörungen sowie vegetative Beschwerden (Kreislauf, Speichelfluss, Schwitzen, Wasserlassen), Erschöpfung und ein Nachlassen der geistigen Leistungsfähigkeit. Im Hirnstamm lassen sich Tau-Ablagerungen nachweisen (ähnlich wie bei der Alzheimer-Krankheit) – allerdings erst nach dem Tod bei einer Autopsie.

Atypische Depression: Im Gegensatz zur typischen Depression mit zu wenig Schlaf geht die atypische Depression meist mit Müdigkeit und zu viel Schlaf einher.

Bangungut *(REM-abhängige Asystolie; SADS, Sudden Arrhythmic Death):* „sich aufrichten und stöhnen", plötzlicher nächtlicher Herzstillstand fast ausschließlich bei südostasiatischen Männern im Alter von 20 bis 45 Jahren.

Berstender Kopf *(Exploding Head Syndrome.):* seltenes Phänomen, bei dem die Betroffenen beim Einschlafen einen extremen Knall mit enormer Lautstärke und Sprengkraft wahrnehmen. Vermutlich eine ungewöhnliche und sehr unangenehme Ausformung der Einschlafzuckungen.

Brennende Füße *(Burning Feet):* ein häufiges Problem, dessen Ursachen sich nicht immer klären lassen. Zu denken ist u.a. an eine Polyneuropathie (diffuse Schädigung der peripheren Nerven) oder umschriebene Nervenläsionen an Beinen und Füßen, Diabetes mellitus, Gefäßerkrankungen und Vitamin- und Bewegungsmangel. Das Brennen betrifft meistens die Fußsohlen, kann sich aber bis zu den Unterschenkeln ausbreiten. Manchen hilft, tagsüber die Beine häufiger hochzulegen und sie gegen Abend in lauwarmem Wasser zu kühlen. Anhaltende und ausgeprägte Beschwerden klärt am besten der Arzt.

Chronisches Erschöpfungssyndrom *(Chron. Fatigue S., CFS):* CFS hat viele Auf-, Durch- und Anhänger. Zahlreich sind beschriebene Auslöser und vermutete Ursachen, anhaltend Leistungsminderung und Niedergeschlagenheit, vielfältig Begleitsymptome und Therapieversuche, gut organisiert die Interessensgruppen. Nicht selten verbunden mit Burn-out-Syndrom. In den meisten Fällen handelt es sich um „maskierte" depressive Erkrankungen, bei denen körperliche Beschwerden im Vordergrund stehen. Nach weiteren Ursachen muss der Arzt unbedingt fahnden, z.B. Erkrankungen aus dem rheumatischen Formenkreis oder eine beginnende Krebserkrankung. Als Diagnosekriterien wurden vorgeschlagen: anhaltende Müdigkeit oder leichte Ermüdbarkeit; Dauer über 6 Monate; Reduktion der täglichen Arbeitsleistung um mehr als 50 Prozent; fehlender erholsamer Schlaf; keine Erklärung durch andere Erkrankungen. Zusätzlich wurden vorgeschlagen: rascher Beginn; anhaltende Müdigkeit über mehr als 24 Stunden nach früher tolerierter Belastung; leichtes Fieber; Halsschmerzen und -entzündung; Lymphknotenschwellung; Muskelschwächung und -schmerzen; wechselnde Gelenkschmerzen; Konzentrations- und Gedächtnisstörungen. Die Liste ist erweiterbar.

Einnässen (*Enuresis nocturna*): Ein Viertel der Vierjährigen und ein Prozent der Jugendlichen nässen nachts ein – Jungs doppelt so häufig wie Mädchen. Im Prinzip handelt es sich um eine Aufwachstörung. Psychische Belastungen können eine Rolle spielen. Nach einer sorgfältigen medizinischen Untersuchung können ein geeignetes verhaltenstherapeutisches Training und eine spezielle Medikation sehr hilfreich sein.

Einschlafzuckungen (*Myokloni, sleep jerks*): sind normal. Sie haben keinen Epileptiker/keine Epileptikerin geheiratet.

Elpenor-Syndrom: Im altgriechischen Heldenepos „Odyssee" war Elpenor der jüngste, aber nicht der schlaueste und mutigste Gefährte des Odysseus. Er kam auf der Insel der Zauberin Circe durch Wein, Unaufmerksamkeit und Ungeschick zu Tode. Beim Elpenor-Syndrom vollführen Menschen oft unter Alkohol- oder Drogeneinfluss in halbwachem Zustand ungeordnete Handlungen, bei denen sie Schaden nehmen.

Euphrosyne: eine der drei Göttinnen der Anmut in der griechischen Mythologie. Sie verkörpert nächtlichen Frohsinn.

Eusomnie: der Kult vom guten Schlaf.

Eusomnologie: die Lehre vom guten Schlaf (dieses Werk ist ein hervorragendes Beispiel).

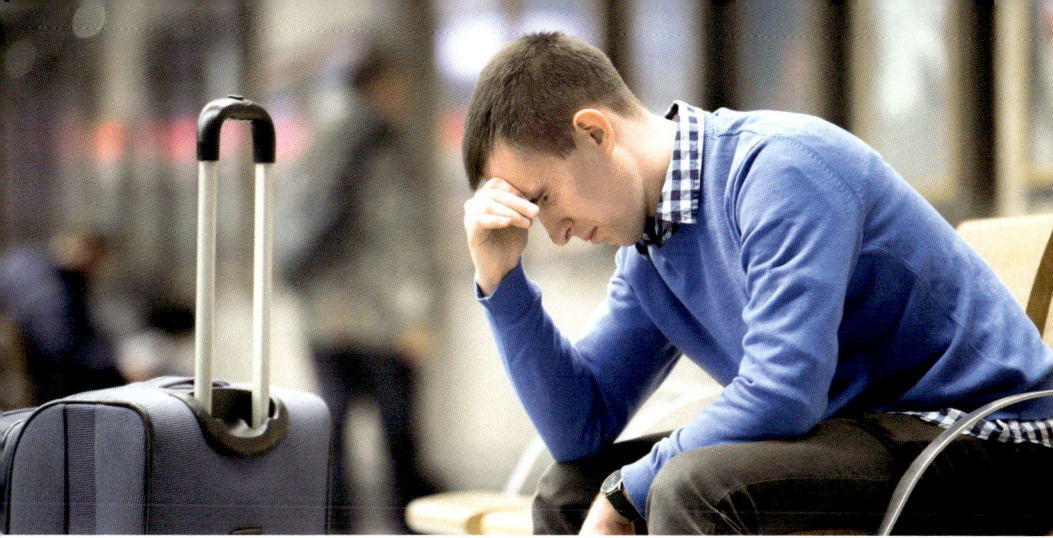

Bei Reisen in andere Zeitzonen braucht der Körper einige Tage, um seinen Rhythmus anzupassen.

Fatale Familiäre Schlaflosigkeit (FFI): eine äußerst seltene und besonders schnell zum Tode führende Variante der Creutzfeldt-Jakob-Krankheit, bei der sich das Gehirn in einen „Schwamm" verwandelt. Das haben Sie nicht. Die Wahrscheinlichkeit spricht dagegen.

Hypersomnie: Der Begriff ist vieldeutig. Damit könnte gemeint sein (1) ein zu langer Schlaf; (2) ein zu kurzer oder nicht erholsamer Schlaf mit der Folge erheblicher Erschöpfung; (3) große Müdigkeit am Tag, die zu spontanem Einschlafen führen kann; oder (4) alle der genannten (1 bis 3). Handelt es sich um (4), so sind im Prinzip folgende Ursachen zu bedenken: konstitutionell oder entwicklungsbiologisch bedingt (z.B. Kleinkindesalter, Pubertät); saisonal bedingt („Frühjahrsmüdigkeit"); hormonelle oder Autoimmunkrankheiten, chronische Infektionen, Krebserkrankungen; Alkohol, Alkoholabhängigkeit, Medikamente, Medikamentenabhängigkeit, illegale Drogen; atypische Depression, Burn-out, Chronic Fatigue Syndrome, Kleine-Levin-Syndrome, Narkolepsie, beginnende Parkinson-Krankheit ... und am häufigsten: echter Schlafmangel!

Hypnose: kein Ersatz für natürlichen Schlaf.

Insomnie: wörtlich Schlaflosigkeit. Tatsächlich gemeint ist jedoch zumeist subjektiver Schlafmangel mit der Folge verminderter Erholung und beeinträchtigter Leistungsfähigkeit.

Jetlag: Störung des Schlaf-Wach-Rhythmus nach Langstreckenflügen. Die Umstellung der inneren Uhr wird gefördert durch frühzeitige Umstellung der Uhrzeit zu Beginn der Reise, Einklinken in den Tagesablauf und Bewegung an der frischen Luft am Zielort, ausreichenden Schlaf, Verzicht auf Alkohol und Schlafmittel. Manche schwören auf Melatonin. Ich nicht.

Katathrenie: lautes, lüstern anmutendes Stöhnen während der REM-Phasen, das man selbst nicht wahrnimmt. Meist harmlos.

Kleine-Levin-Syndrom *(Schneewittchen-, sleeping-beauty-Syndrom)*: selten. Beginnt überwiegend bei männlichen Jugendlichen um das 15. Lebensjahr und kann 10 Jahre und länger dauern mit Perioden extrem gesteigerter Müdigkeit und Schlafdauern von mehr als 20 Stunden am Tag, mitunter sind die Schläfer über eine ganze Woche kaum erweckbar. Während der Wachphasen lethargisch, auffällig kindliches Verhalten, aber auch vermehrte Reizbarkeit und Empfindlichkeit für Geräusche und Licht mit gesteigertem Appetit und Sexualtrieb. Weder sind die Ursache noch eine wirksame Therapie bekannt.

Mönchskrankheit *(Acedia):* seit den Kirchenvätern bekannte Schwermut meist schwergewichtiger, träger, schläfriger Mönche, deren Nachlässigkeit und Überdruss Hoffnung und Glauben erstickt. Auch in anderen Berufsgruppen bekannt.

Nächtliche anfallsartige Verspannung *(nächtliche paroxysmale Dystonie):* Besonders bei familiär gehäuftem Vorkommen muss an ein nächtliches Anfallsleiden gedacht werden. Es kann in jedem Alter beginnen und in jeder Schlafphase mehrfach pro Nacht auftreten. Die Betroffenen zeigen meist nur wenige Sekunden dauernde immer gleiche Bewegungsmuster. Nicht mit Wadenkrämpfen zu verwechseln.

Nächtliche Wadenkrämpfe *(Crampi nocturni):* sind schmerzhaft, stören den Schlaf, sonst aber gutartig. Risikofaktoren sind Bewegungsmangel, Alter über 60, Gefäßerkrankungen, Diabetes mellitus, Schilddrüsenerkrankungen und unterschiedlichste Medikamente. Im Notfall hilft es, den Fuß in Richtung Schienbein zu ziehen, um die Wadenmuskulatur zu strecken, zu massieren und zu kühlen. Bei wiederholtem Auftreten wird Magnesium empfohlen und zur Vorbeugung Bewegung (nicht bis zum Muskelkater).

Nachtangst *(Pavor nocturnus; sleep terror)*: Drei Prozent der Kinder und dabei mehr Mädchen als Jungen sind bis zum 15. Lebensjahr davon betroffen. Meist fahren die Kinder im ersten Schlafdrittel hoch, schreien, sind vegetativ hoch erregt und können versuchen, aus Bett oder Zimmer zu fliehen. Sie sind während dieser wenigen Minuten kaum erweckbar und im Anschluss ohne jede Erinnerung. Die Störung ist harmlos und bildet sich meist innerhalb etwa vier Monaten zurück, wenn sie vor dem 7. Lebensjahr begonnen hat. Selten beginnt die Störung später und dauert dann länger (Abgrenzung von Albträumen siehe Tabelle unten). Es handelt sich um eine Störung des Aufwachvorgangs, bei Kindern ein meist noch normales Entwicklungsphänomen, das aber durch Übermüdung, veränderten Tagesablauf und Ängste begünstigt wird. Bei Erwachsenen häufig ausgelöst durch Stress oder selten durch eine Hirnerkrankung. Therapie: Schlafhygiene mit geregeltem Tagesablauf; Umgebung sichern (Fenster, Türen, Treppen, ...); Eltern beruhigen (nutzlose Weckversuche unterlassen); sekundärer Belastung vorbeugen (keine nutzlosen Nacherzählungen der nächtlichen Vorgänge, keine Bloßstellung). Bei regelmäßigem Auftreten kurzes Wecken 15 bis 30 Minuten vor der erwarteten Episode. Falls diese Maßnahmen nicht ausreichen, kann ausnahmsweise ein niedrig dosiertes Schlafmittel helfen.

Narkolepsie *(„Schlafsucht")*: Die Narkolepsie ist keine Epilepsie, obwohl die Patienten fast anfallsartig und kaum kontrollierbar tagsüber für einige Zeit in den Schlaf verfallen. Merkmale der Narkolepsie sind: starke Tagesmüdigkeit mit nicht zu unterdrückendem Schlafdrang; Halluzinationen, die in den Schlaf hinein (hyp-

Merkmale von Nachtangst (Pavor nocturnus) und Albtraum

	Nachtangst	**Albtraum**
Schlafstadium	Tiefschlaf	REM- /„Traum"-schlaf
Zeitpunkt	Innerhalb von ein bis zwei Stunden nach Einschlafen	Nach mehrstündigem Schlaf
Auftreten	Mitunter familiär gehäuft	Sporadisch
Verhalten	Kaum erweckbar	Rasch wach
Erinnerung	Keine	ja

nagog) und aus dem Schlaf herausführen (hypnopomp); Bewegungsunfähigkeit beim Aufwachen; bei der Hälfte der Patienten ein plötzliches Zusammensacken (Kataplexie) ohne Bewusstseinsverlust oft mit emotionalem Auslöser („Lachschlag"). Der Schlaf kann bei den Patienten häufig unterbrochen sein. Die Erkrankung beginnt meist im Kindesalter und tritt teilweise familiär auf. Zugrunde liegt ein Verlust Orexin-produzierender Nervenzellen im Hirnstamm und dem dadurch erhöhten REM-Schlaf-Druck. Kurze geplante Schlafperioden am Tag (Nickerchen, „naps") und ausreichender Nachtschlaf reduzieren den Schlafdruck und zu langweilige, aber auch zu stressige Situationen sollen vermieden werden. Tee und Kaffee sind wichtig. Der Behandlungserfolg hat sich mit der Einführung des Arzneistoffs Modafinil wesentlich verbessert. Übrigens: Patienten mit einer Narkolepsie bilden weniger Alzheimer-Veränderungen im Gehirn.

Nyctophobie, die Angst vor der Nacht: Wenn die Nacht zuletzt nur Grauen für Sie bereithielt, so befinden Sie sich in ganz klassischer Tradition. Dieses bei ängstlichen Insomnikern häufige Krankheitsbild muss von der Wissenschaft noch genauer unter die Lupe genommen werden, aber die Mythologie wusste schon lange viel darüber: Nyx, die Nacht gebar den Schlaf Hypnos und den sanften Tod Thanatos, ferner die Traumgestalt Morpheus, die nächtliche Angst Phobetor und die traumhafte Einbildung Phantasos, den Querulanten Momos, Jammer und Elend namens Oizys sowie die Schicksalsgöttinnen und Rächerinnen usw. (siehe Hesiod, Theogonie).

ORGAN^2/ASLSP: die gedehnte Zeitwahrnehmung einer im Bett durchwachten Nacht (= 639 Jahre). Benannt nach dem längsten Musikstück der Welt von John Cage. Die Tempoangabe „ASLSP" steht für „as slow as possible" = so langsam wie möglich.

Orthosomnie: Zwanghafte, übermäßige Anstrengungen, den perfekten Schlaf zu erreichen. Nimmt ihren Ausgang oft in einer Schlafneurose und führt recht zuverlässig zu deren krankhafter Verstärkung. Bei Technikfans gelegentlich durch fragwürdige elektronische Apparate zur Untersuchung des eigenen Nachtschlafes mitverursacht.

Parasomnien: Insomnie und Hypersomnie werden als Dyssomnien bezeichnet, bei denen zu wenig oder zu viel geschlafen wird, also der Schlaf „quantitativ", in seiner Dauer verändert ist. Bei den Parasomnien ist der Schlaf „qualitativ" verändert. Das heißt, es handelt sich dabei nicht nur um ein Zuviel oder Zuwenig, sondern um ganz andersartige Phänomene, die bei diesen Schlafstörungen beobachtet werden. Dazu zählen u.a.: das Exploding-Head-Phänomen; die Narkolepsie; der Pavor nocturnus; die non-REM-Schlafabhängige Essstörung (SRED, Sleep-Related Eating Disoder), während die Night-Eating Disorder (NES) angeblich nicht an eine bestimmte Schlafphase gebunden ist; das Schlafwandeln und „Schlaffahren" (Sleep Driving); die Gewalt- einschließlich der Sex-assoziierten non-REM- und REM-Parasomnien; die Schlaftrunkenheit (confusional arousal); die Somniloquie; die Katathrenie (Schlaf-Stöhnen, Sleep Moaning). Gerade bei den REM-Phasen-abhängigen Parasomnien können Ärzte in begrenztem Umfang Benzodiazepine verordnen.

Die Bandbreite einiger Parasomnien wird durch einen Fragebogen zu pathologischen „Arousal"-Störungen deutlich: „Ich schrie, setzte mich im Bett auf, schlug oder trat um mich, fiel aus dem Bett, verließ mein Zimmer, ging die Treppen hinunter oder hinauf, verließ das Haus, öffnete ein Fenster, kletterte aus dem Fenster, bewegte leichte Gegenstände, bewegte schwere Gegenstände (Lampe, Vase, Möbel), zerbrach einen Gegenstand, ein Fenster oder eine Wand, hob scharfe Gegenstände hoch (Messer, Werkzeug), hantierte mit Gegenständen die zu Bränden führen können (Zündhölzer, Feuerzeug, Gasherd), berührte Objekte an Türen oder Fenstern (Jalousien, Vorhänge, Klinken), bereitete Essen oder Trinken zu oder nahm es zu mir, vollzog unwillentlich einen sexuellen Akt". Die Differentialdiagnose zwischen Parasomnie, Frontalhirnepilepsie, Delir, Dissoziation und Simulation kann im Einzelfall Schwierigkeiten bereiten und erhebliche juristische Bedeutung erlangen, vor allem wenn es zu nächtlichen Gewalttaten kommt. Polysomnographisch können die meisten Parasomnien eindeutig den REM- oder den non-REM(Tiefschlaf)-Phasen zugeordnet werden. Vermischen sich eindeutig Elemente der REM-Schlafstörung und der Arousal-Störungen, spricht man von einer „Parasomnie-Overlap"-Störung.

Periodische Beinbewegungen im Schlaf *(Periodic Limb Movements):* Neben den Beinen können auch die Arme im Schlaf von wiederholtem Zucken von 20 bis 40 Sekunden Dauer betroffen sein, das zum Erwachen und in der Folge zu Schlafmangel führt. Weder Bewegungen noch Erwachen sind dabei erinnerlich. Schwangerschaft, Psychopharmaka, Diabetes mellitus, Krankheiten von Leber und Nieren können das Auftreten begünstigen. Zeigt sich häufig zusammen mit Restless Legs, und die Behandlung ähnelt sich ebenfalls (siehe dort).

Pickwick-Syndrom: benannt nach einem stark übergewichtigen Kutscher (Little Fat Joe) aus den Pickwick Papers von Charles Dickens, der auch bei kürzeren Ausfahrten auf dem Kutschbock einnickte. Erste Beschreibung des „Sleep Driving" (siehe dort). Bei extremem Übergewicht kann die Atmung nicht nur im Schlaf, sondern auch am Tage beeinträchtigt sein. Diese für einen normalen Gasaustausch zu schwache Atmung nennen Mediziner Hypoventilation. Sie führt zu einem Sauerstoffmangel und zu einem deutlichen Anstieg von Kohlendioxid im Blut mit narkotischer Wirkung. Ein Teufelskreis. Behandlung: Gewichtsreduktion.

REM-Schlaf-Störung *(Schenck-Syndrom):* Bei der REM-Schlaf-Störung im engeren Sinn (REM-sleep behaviour disorder) sind die Bewegungen im Schlaf kaum unterdrückt: Der Schläfer bewegt sich genauso, wie er es im Traum erlebt. Das ist gefährlich für ihn selbst und für andere. Beginn meist nach dem 50. Lebensjahr. Männer sind fast zehnmal häufiger betroffen als Frauen. Kann vor allem bei älteren Patienten am Beginn einer Erkrankung, die die Hirnnerven schädigt (z.B. Parkinson- oder Alzheimer-Krankheit) oder bei Entzug von Alkohol oder Drogen auftreten. Behandlung: Patient und Umwelt sichern! Hier können sehr kleine Mengen von Benzodiazepinen ausnahmsweise hilfreich sein, da sie den Traumschlaf unterdrücken.

Restless Legs Syndrom *(ruhelose Beine):* Die Betroffenen verspüren vor allem in Ruhe und damit häufig vor dem Einschlafen den Drang, sich zu bewegen, und haben dabei unangenehme Empfindungen oder Schmerzen in den Beinen oder Armen. Die Empfindungen bessern sich, wenn man sich bewegt, und verstärken sich am Abend oder in der Nacht – vor allem zwischen Mitternacht und 4 Uhr morgens. Bis zu 10 Prozent der Bevölkerung kennen diese Beschwerden. Das Problem tritt familiär gehäuft auf. Schwangerschaft, Nierenerkrankungen und Eisenmangel können die Störung auslösen. Oft ist eine Behandlung mit Medikamenten erfolgreich, die man auch gegen die Parkinson-Krankheit einsetzt.

Schichtarbeiter-Syndrom: Störung des Tag-Nacht-Rhythmus durch Wechsel- und vor allem Nachtschichten. Mehr als zwei Drittel der Schichtarbeiter leiden unter Schlafstörungen. Gleichzeitig sind häufig Wachheit und Aufmerksamkeit am Tag eingeschränkt. Diese Probleme können auch Jahre nach Beendigung der Schichtarbeit anhalten. Die Störung geht oft mit weiteren medizinischen und psychosozialen Risiken einher. Konsequente schlafhygienische Maßnahmen einschließlich Sport und Entspannung lindern die Symptome.

Schlafessen *(Sleep Eating):* Angeblich plündern bis zu 5 Prozent der Bevölkerung in nicht ganz wachem Zustand ihre Essenbestände und frönen einer unkonventionellen Kombination schwer verträglicher Nahrungsmittel. In der Folge steigen Cholesterinwerte und Körpergewicht.

Schlaffahren *(Sleep Driving):* Ein erstmals in den Vereinigten Staaten von Nordamerika geltend gemachtes Phänomen, bei dem Fahrer unter dem Einfluss von Schlafmitteln ein Auto lenkten, angeblich ohne wach zu sein. Nicht damit gemeint ist das Einschlafen am Steuer.

Mehr als zwei Drittel der Schichtarbeiter leiden unter Schlafstörungen.

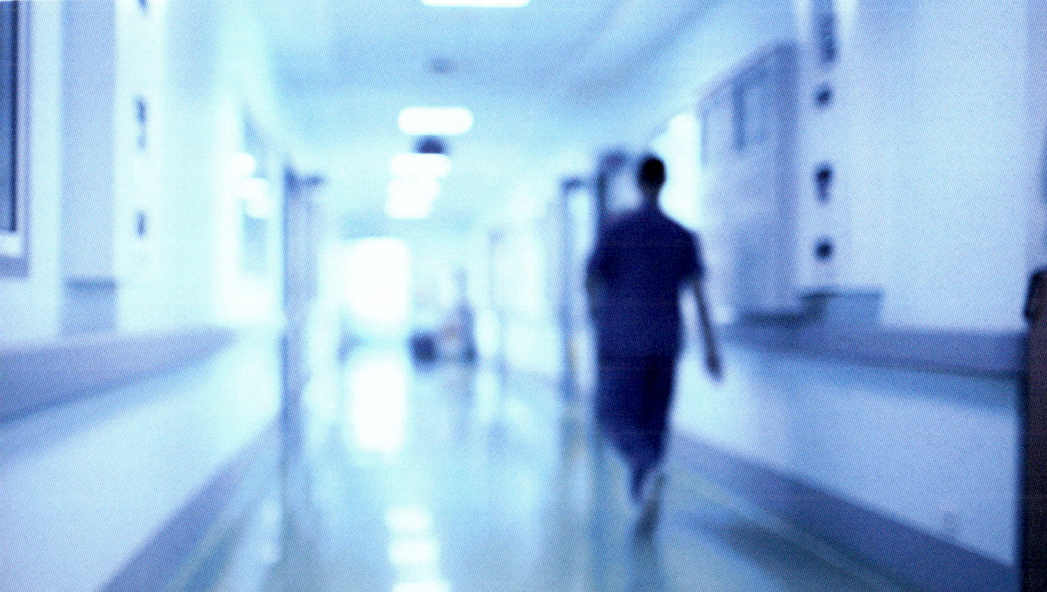

Schlafkrankheit, afrikanische: lebensgefährliche Infektion mit dem Parasiten Trypanosoma brucei, der durch die Tse-Tse-Fliege übertragen wird und zu ausgeprägter Teilnahmslosigkeit, fachlich Apathie, führt. Im Westen eine immer noch unwahrscheinliche Erklärung für eine Hypersomnie.

Schlafkrankheit, europäische *(Encephalitis lethargica; von Economo-Enzephalitis):* In den Jahren 1915 bis 1927 erkrankten in Europa viele Millionen Menschen an dieser nach wie vor rätselhaften, ansteckenden, häufig tödlich verlaufenden Hirnentzündung. Die Patienten fielen – ähnlich einer Narkolepsie – in plötzlichen Schlaf, waren nur schwer erweckbar. Die Überlebenden litten unter vielfältigen Symptomen, z.B. Lähmungen und Parkinson-ähnlichen Bewegungsstörungen.

Schlaflähmung *(Schlafparalyse, sleep paralysis):* Bewegungsunfähigkeit trotz Wachheit vor dem Einschlafen oder nach dem Aufwachen. Etwa 5 Prozent der Bevölkerung erleben besonders nach Schlafentzug und im jungen Erwachsenenalter entsprechende Symptome. Sie können begleitet sein von Erstickungsgefühlen trotz erhaltener Atmung, Halluzinationen und dem Gefühl einer Anwesenheit anderer Personen. Ein Arzt muss klären, ob diese Symptomatik Teil einer Narkolepsie ist oder durch Medikamente, Drogen oder eine andere neurologische Erkrankung verursacht wird.

Schlafmangel, physiologische Müdigkeit: wahrscheinlichste Diagnose bei glaubwürdig vorgetragener Erschöpfung v.a. jüngerer Leute. Kontrollierte wissenschaftliche Studien liegen nicht vor und die bestmögliche Behandlung bleibt daher umstritten. Auf die Verordnung von Stimulanzien sollte verzichtet werden.

Schlafneurose: Dieses unter Charakter-Insomnikern weit verbreitete Krankheitsbild besteht aus: (1) schwerstem nächtlichen Leiden bei vollem Bewusstsein; (2) tagtäglicher Mühsal; (3) dem steten Gefühl, krankheitsbedingt weit hinter anderen und vor allem den eigenen Ansprüchen zurückzubleiben, also eigentlich viel, viel leistungsfähiger zu sein; (4) dem festen Gefühl, unverstanden zu sein und zu bleiben; (5) Widerwillen und Überdruss gegenüber den allbekannten gut gemeinten Ratschlägen; (6) dem sicheren Wissen, alles schon gehört und versucht zu haben, und dennoch bereit, sich alles nochmal anzuhören; (7) und zwar trotz des Vorwissens um die Einmaligkeit des eigenen Leidens.

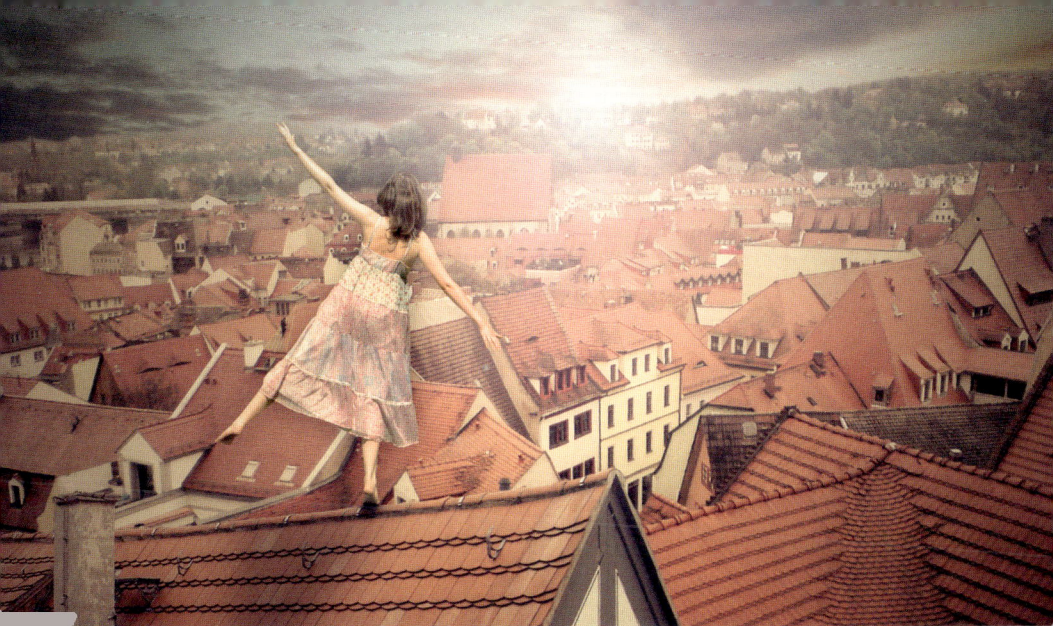

Dass Schlafwandler auf Dächern balancieren, gehört wohl ins Reich der Märchen. Sie können sich aber auch bei weitaus harmloseren nächtlichen Ausflügen verletzen.

Schlafphasenvorverlagerung *(Advanced Sleep Syndrome)*: Bei den Betroffenen ist die innere Uhr vorgestellt. Sie gehen früh zu Bett, stehen früh auf und sind dabei voll leistungsfähig („Lerchen"). Schwierigkeiten entstehen allenfalls durch die Kollision mit privaten und beruflichen Verpflichtungen.

Schlafsex *(Sexsomnie)*: eine Non-REM-Parasomnie, bei der im Tiefschlaf sexuelle Handlungen stattfinden. Es gibt diese Störung tatsächlich, aber nur sehr selten.

Schlaftrunkenheit, Aufwachverwirrtheit *(Confusional Arousal)*: Betroffen sind vor allem Kleinkinder, die nach anfänglichen, sich wiederholenden Bewegungsfolgen und Stöhnen aufgeregt und verwirrt wirken, schreien und um sich schlagen. Sie sind kaum erweckbar und schlafen nach 5 bis maximal 30 Minuten meist wieder ein. Sehr schwer von der Nachtangst (Pavor nocturnus) zu unterscheiden.

Schlafwandeln *(Somnambulismus)*: Bis zu 20 Prozent der 4- bis 12-Jährigen entwickeln diese nur selten über die Pubertät hinaus bestehende Störung, die meist im ersten Drittel des Schlafs auftritt. Die Betroffenen stehen auf, laufen mit glasigem Blick umher und können sich während dieser etwa 2 bis 20 Minuten dauernden Episoden verletzen. Danach erinnern sie sich nicht an den Zustand.

Smith-Magenis-Syndrom: seltenes, genetisch vermitteltes Krankheitsbild mit Minderbegabung, leichten Fehlbildungen im Gesichtsbereich, mit chaotischer Melatoninbildung und ebensolchem Tag-Nacht-Rhythmus.

Sprechen im Schlaf *(Somniloquie):* wird bei 50 Prozent der Kinder und 5 Prozent der Erwachsenen beobachtet. Tritt in allen Schlafphasen auf und ist meist harmlos. Kommt es häufiger vor, kann das an vermehrtem Stress liegen.

Undines Fluch: Undine verfluchte ihren untreuen Mann, so dass er im Schlaf aufhörte, zu atmen. Es existieren unterschiedliche Versionen dieses Mythos. Und es gibt eine sehr seltene angeborene Störung der Atemregulation, die als Undine-Syndrom bezeichnet wird.

Verschlucken im Schlaf: wird tatsächlich als eigenes Problem klassifiziert. Führt zu erschrecktem Aufwachen.

Verwirrtheit, Delir: Tag-Nacht-Rhythmus und Schlaf sind bei einem Verwirrtheitszustand empfindlich gestört. Verwirrte Menschen sind zeitlich desorientiert, finden nachts oft keinen Schlaf, geistern herum und dösen am Tag. Der fehlende erholsame Schlaf und die beständigen Fehlversuche, sich zu orientieren, zehren an der Substanz. Ursachen sind häufig Veränderungen an den Hirnnerven (Alzheimer, Durchblutungsstörungen), Medikamentenumstellung oder -entzug (Benzodiazepine) und belastende Situationen in fremder Umgebung (Urlaub, Krankenhaus). Vorrangige Ziele sind, die Orientierung und den Tag-Nacht-Rhythmus wiederherzustellen.

Verzögertes Schlafphasensyndrom *(Delayed Sleep Syndrome):* Die innere Uhr läuft rund und regelmäßig, lässt die Betroffenen aber erst nach Mitternacht ermüden und verspätet wach werden („Eulen").

Winterschlaf *(Hibernation):* hat eine gewisse Ähnlichkeit zur häufig saisonal auftretenden atypischen Depression. Zu einem konsequenten Winterschlaf mit stark heruntergefahrener Temperatur und weitgehend ruhenden Körper- und Hirnfunktionen ist der Mensch jedoch nicht imstande.

Zähneknirschen im Schlaf *(Bruxismus):* häufig. Kann in Stresssituationen zunehmen. Entspannungsübungen oder verhaltenstherapeutische Maßnahmen bessern die Problematik. Mittelfristig leiden die Zähne darunter. Eine Beißschiene, die der Zahnarzt anpasst, schützt sie.

Stichwortverzeichnis

Abhängigkeit	32, 45, 50, 52 f., 55, 57, 62, 85
Alkohol	21, 33, 36, 41 f., 46 f., 52, 56, 65, 71, 74, 84 ff., 90
Alzheimer	16, 18, 26, 35, 83, 88, 90, 94
Angst	5, 21, 24, 32, 34 ff., 45, 47, 49, 53 f., 57, 65, 70, 72, 82, 86 ff., 93
Apotheke	31, 36, 46, 48, 70, 72, 75
Baldrian	46 f., 49
Blutdruck	35, 35, 55
Botenstoff	14, 49, 53
Cannabis	36, 46
Cortison	11, 25
CPAP	42
Demenz	7, 18, 24, 26, 34 f., 41, 54, 75
Depression	23 ff., 34 f., 39, 45, 49, 75, 83, 85, 95
Durchschlafen	5, 31, 50, 57
Einschlafen	7, 9 f., 14, 29, 31 f., 37, 43, 46, 57, 66, 81, 83, 85, 87, 90 ff.
Epworth-Schläfrigkeitsskala	33
Gedächtnis	15 f., 84
Grübelzwang	65
Hirnstromkurve	9 f.
Hopfen	46 f., 49
Hormon	11, 35, 85
Hypersomnie	25, 33, 85, 98, 92
Insomnie	21, 25 f., 37 ff., 41, 51 ff., 56, 69 f., 82, 85, 89
Johanniskraut	46 f., 49
Lavendel	47, 49, 58, 64
Licht	11, 13, 46 f., 51, 58 f., 63, 65, 71 f., 86
Mediennutzung	22
Melatonin	11 f., 14, 25, 49, 56 f., 59, 63, 86
Melisse	47, 49
Müdigkeit	14, 23, 33, 40, 54, 71, 74, 83 ff., 92
Nebenwirkungen	42, 46 ff., 54 f.
Parkinson	85, 90 ff.
Passionsblume	47, 49
Phytopharmaka	48
REM-Schlaf	9 ff., 14, 16, 18, 38, 82, 88 f., 90
Schlafapnoe-Syndrom	40 ff.
Schlafarchitektur	9, 18, 37, 45, 54 f., 71
Schlafbedürfnis	22, 24, 31, 33 ff.
Schlafhygiene	36, 45, 69 f., 87
Schlafmittel	18, 26, 36, 42, 45, 50 ff., 69, 71, 86 f., 91
Schlafwandeln	29, 38, 89, 93
Schnarchen	21, 39 ff.
Stress	11, 32, 41 f., 59, 82, 87 f., 94 f.
Tagesmüdigkeit	7, 34, 40 f., 54, 87
Tag-Nacht-Rhythmus	7, 13, 25, 33, 61 f., 91, 94
Teddybär	65
Tiefschlaf	9 f., 14, 16 ff., 25, 27, 37, 50, 54 f., 57, 61, 66, 87, 89, 93
Traum	9 f., 15 f., 19, 25, 29, 38, 43, 55, 63, 73, 82, 87 f., 90
Wechselwirkung	32, 46, 51